死とともに生きることを学ぶ
死すべきものたちの哲学

竹之内裕文

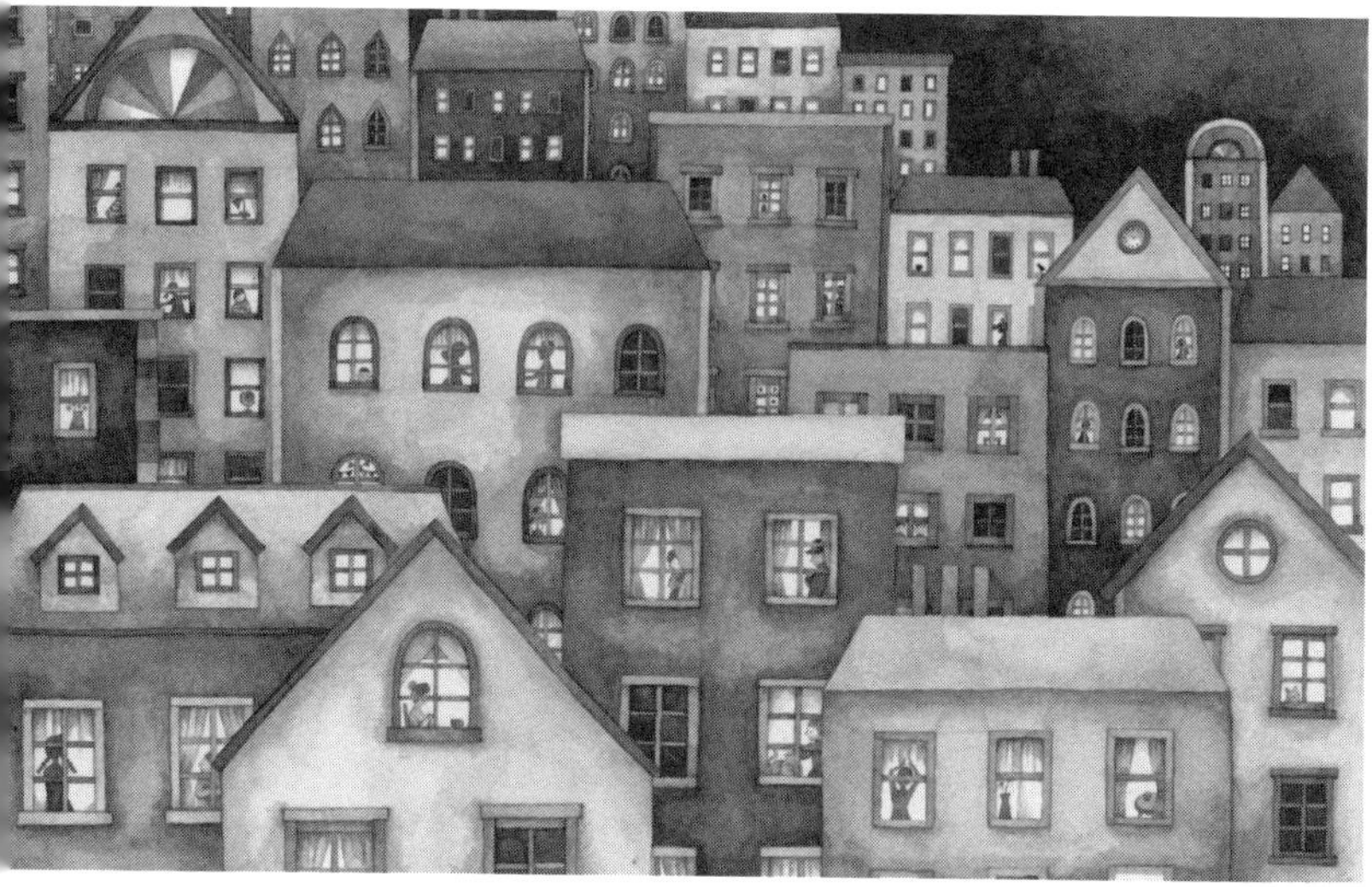

ポラーノ出版

装画：松村 真依子
装幀：宮部 浩司

はじめに

巡る年とともに、大きな樹は、
節くれ、さらばえ、老いていった。
やがて来る死が、根にからみついた。
だが、樹の枝々は、新しい芽をはぐくんだ。
自由とは、どこかへ立ち去ることではない。
考えぶかくここに生きることが、自由だ。
樹のように、空と土のあいだで。
（長田弘二〇〇六、二七―八）

「死生学」という研究分野は、ホスピス運動や尊厳死運動を背景に、一九七〇年代に成立した。その土台は、二人のパイオニアによって築かれた。スイス生まれの精神科医、エリザベス・キューブラー・ロスと、英国のホスピス・緩和ケア医、シシリー・ソンダースである。シシリーについては、本書の7章でとりあげることにして、ここではエリザベスの寄与について見ておこう。

エリザベス・キューブラー・ロスというと、「死の五段階説」（否認、怒り、取り引き、抑うつ、受容）ばかりが注目を集めるが、彼女の最大の功績は、終末期医療の場における「死」の拒絶とタブー視に風穴を開けたことにある。当時、医学にとって「死」は「敗北」を意味した。死にゆく者たちに対して、なにをしたらよいのか、なにができるのか、医師たちは、それについて考える糸口すら掴めないでいた。そのような時代に、エリザベスは終末期患者のもとへ出かけ、講師として終末期患者をセミナーに招き、当事者からひたすら話を聴いた。それによって彼女は終末期医療を変革し、死生学という新しい研究分野の土台を拓いたのである。

死生学の主要な課題は、「死」と「死別」とどのように向き合うかにある。「死」と「死別」は、すべての人間にとっての共通課題であるから、特定の専門領域によって囲いこむことができない。こうして死生学の研究は、哲学、社会学、民俗学、宗教学、文学、心理学、医学などの専門的所見を照らし合わせるかたちで、学際的（interdisciplinary）に進められる。

死にゆく者、看取る者、遺される者は、「死生学」においてどのような位置を占めるのか。彼（女）らは、死生学の「専門家」による調査や研究の対象にすぎないのか。客体にすぎず、主体となることはないのか。死生学は、なんのため、だれのために営まれるのか。

死生学は、一部の「専門家」の手に委ねられてはならない。すべての人間に開かれた営みでなくてはならない。それは「死」と「死別」がすべての者にかかわる課題であり、すべての者が当事者であるからだ。死生学は開かれた場所で、開かれた言葉で遂行されなければならない。それは「死生学」の生命線といってよい。

わたしたちは一人として、死と死別を免れない。一本の老樹と同様、「やがて来る死」が「根にからみつ」く。だからこそ「死とともに生きることを学ぶ」必要がある。それを通して「新しい芽」が育まれるのだ。

「あなた」と「わたし」はいずれ死ぬだろう。そのことを「知っている」からこそ、そこに到るまでの歩みを、よりよいものにしようと努める。この種の「知」を授けられた者たちを、古代ギリシア人は「死すべきものたち」と呼んだ。死すべき定めは人間にとって、「必然性」であるとともに、「可能性」の源泉でもある。いつか死ななければならないと知っているからこそ、わたしたちは一つひとつの事柄について吟味し、選択を下し、それを通して自分なりによく生きようと試みる。その試行錯誤とともに、生きる歩み、死にゆく歩みは、少しかたちを変えるのだ。まさに詩人が語る通り、「考えぶかくここに生きること」、わたしたちの自由はそこにある。

「死」という共通の制約と可能性を前にして、「あなた」と「わたし」は学び合い、支え合うことができる。「死すべきものたち」は、連帯の可能性に開かれているのだ。この連帯の足場を提供するもの、それが「死の練習」としての「哲学」である。本書では、「死とともに生きることを学ぶ」著者の歩みが辿られ、「死すべきものたちの哲学」が提起される。

凡例

（1）邦語文献からの引用に際しては、たとえば（茨木二〇〇一、二八―九）というように略記する。これは茨木のり子『見えない配達夫』（童話屋、二〇〇一年）二八―二九頁からの引用であることを示す。欧語文献の場合は、（Ignatieff 1984, 10）と略記する。これはMichael Ignatieff, The Needs of strangers (Picador, 1984) 一〇頁からの引用であることを示す。書名と出版社については、邦語と欧語の文献ともに、巻末の文献表を参照いただきたい。

（2）欧語文献（ギリシア語、ラテン語、ドイツ語、フランス語、スウェーデン語、英語）からの引用に際しては、基本的に、著者自らが訳出にあたっている。ただし読者の便宜を図って、邦訳があるものについては、（『ニーズ・オブ・ストレンジャーズ』添谷育志・金田耕一訳、風行社、1999）というように、巻末の文献表に邦語文献を併記してある。原書が入手困難などの理由により、やむなく訳書等から引用する場合は、訳書とその頁数を記してある。

（3）プラトンの著書（Oxford University Press）から引用する場合は、（Platon 1900, 81a1-2）というように、ステファヌス版全集（一五七八年）の頁数、段落（ＡＢＣＤＥ）、行数を記してある。同様にアリストテレスの著書（Oxford University Press）から引用する場合は、（Aristoteles1957, 982b13-14）というように、ベッカー版（一八三一年）の頁数と左右欄の区別（ＡないしＢ）を記してある。いずれも慣例にしたがっている。これらの記号は、邦語の『プラトン全集』（岩波書店）と『アリストテレス全集』（岩波書店）の上欄外に記されている。

（4）同一の文献からの引用が続く場合、邦語文献は「同上」と表記する。欧語文献の場合は、ibid. という略号を使用する。

（5）〔 〕によってはさんだ部分は、引用等に際しての著者による補足である。

（6）ギリシア語は、簡便を図ってローマ字で表記してある

◎写真紹介（扉裏）

序章

どうして生きてきたのですか？――父との別れと出会い

世界に別れを告げる日に
ひとは一生をふりかえって
じぶんが本当に生きた日が
あまりにすくなかったことに驚くだろう
（略）
〈本当に生きた日〉は人によって
たしかに違う
ぎらりと光るダイヤのような日は
銃殺の朝であったり
アトリエの夜であったり
果樹園のまひるであったり
未明のスクラムであったりするのだ。（茨木二〇〇一、二八―九）

1 「経験」を築きあげる――探究の出発点

生あるものは、死を免れない。それがいつなのかはわからないが、死はいずれ必ずやってくる。わたしたちはそれを知っている。にもかかわらずわたしたちは、自分や愛する者たちがまもなく死ぬとは考えていない。

これを論理的に表現すれば、次のようになる。「人間は必ずいつか死ぬ」（大前提）、「Xは人間である」（小前提）、したがって「Xはいつか必ず死ぬ」（結論）という三段論法を、わたしたちは理解している。けれども、小前提のXにかけがえのない者の名前が代入されることを想定していないのだ。

それはなぜなのか。ひとつには、自己防御のためだろう。神谷美恵子が洞察する通り、「そうでなければ、人間の精神は一々ゆさぶられて耐えられない」（神谷二〇〇四a、九七）。たとえば、本書を読み終える前に、自分ないし家族の生命が絶たれるという可能性について真剣に考え始めたら、大変なことになる。死の切迫は、平穏な日常の暮らしを土台から覆してしまう。そこでわたしたちはいろいろな事で気を紛らわせて、その究極の可能性と向き合わないようにしているのだ。それをパスカルは「気散じ」（divertissement）と呼んだ――「人々は、死、悲惨さ、無知をいやすことができなかったので、幸福になるために、こういうことは考えずにいようと思いついたのだった」

(Pascal 1972, 81)。

もうひとつには、「経験」の問題がある。「死」について、わたしたちは何事かを理解している。しかし具体的な経験を欠くならば、それは抽象的な理解にとどまる。「経験」は、哲学者の森有正が指摘するように、「私たちが、抽象的に知っている言葉にほんとうに内容を与え、ほんとうにそれを定義するものを、私たちに与えてくれる」のだ（森 一九七六、六一―一二）。

〔私たちは〕ある一つの言葉があれば、その言葉は意味を持っていると考えます。たとえば正義なら正義という言葉も、意味を持っていると考えます。ところが正義というものが、いかなる内容を持つものであるかということになると、実は言葉で定義することはできないのです。むしろ私たちがある一人の人と出会ったとき、もしくはある一つの事柄に出会ったとき、それを通して「正義」というふうに呼ぶ以外、呼びようがないという状況に出会ったときに、初めてそこに「正義」が成立するわけです。（同上、六〇―一、表記は一部改めた）

「死」という言葉についても、同様のことがいえる。たとえば「死」をめぐる対話の場でも、それが身近な人の「死」を経験し、そこから学んだ人の発言なのか、それとも「死」について具体的な経験を欠き、なお抽象的な理解にとどまっている人の発言なのかは、すぐに見分けがつく。まさに「死」の経験が「抽象的に知っている言葉にほんとうに内容を与え、ほんとうにそれを定義する」のだ。

わたしも大学生になるまでは、「死」を抽象的に理解していた。「大切なものはそんなに簡単に奪われない、かけがえのない人はたやすく死なない」と、どこかで高を括っていた。しかし大学一年の秋、父の「死」を経験した。その経験を通して「かけがえのないものであっても、いとも簡単に奪い去られる」ということを身をもって学んだ。だとしたら自分という「かけがえのない」存在も、いつ奪い去られても不思議ではない。そう考えると、なにも手につかなくなってしまった。

「死すべき定め」(mortality)とともに生きるという探求の歩みは、ここに始まる。その後まもなくして、哲学の世界に飛びこんだのも、「死」を引き受けて生きる、その拠り所を求めてのことだった。プラトンは師ソクラテスとともに、「哲学することは死の練習である」(Platon 1900, 81a1-2)と説いた。その言葉に惹かれて、わたしは哲学の道を歩み始めたのだ。

しかし、先哲が書き遺した言葉だけが「死の練習」の教材だったわけではない。「死」をどう受けとめ、どう生きるかという問いは、同時に、わたしをかけがえのない人たちとの出会いへ導いた。それを通してわたしは、死とともに生きる知恵を学んできた。

このように父との死別の経験は、わたしの探究の出発点に位置する。その「経験」を深めることで、わたしは「死」の定義を更新してきた。「死」に対する構え、思想的な態度を、築き上げてきた。

ですから一つの経験というのは、たえず深まるのです。それが深まってくると、今度はその深まった意味において、私たちはその言葉をどうしても使いたくなります。私たちがその言葉を使うとき、そのような深まった現実的な意味をもって、その言葉を使うわけです。これが私たちの表現を正確にするわけです。ほんとうに深い定義、そしてそれがたえず深まり変貌するということ、これが私が持っている経験という言葉の意味です。（森 一九七六、六三）

本書の探究の出発点には、父との別れと出会いという「経験」がある。この具体的な経験が切実な問題を提起し、それがわたしをかけがえのない人たちとの出会いと対話へ導いた。それを通してわたしは、「対話を通して生と死を探究する」という思考スタイルを築いてきた。それに基づいて本書では、わたしの「経験」を軸に探究が進められる。

ここで〔『方法序説』で〕デカルトが自己を語るという仕方で新しい哲学の方法を示したのは、いうまでもなく告白癖によるものではありませんでした。彼は時代の転換期に生きていたのでありまして、もはや他人の文体や思考法をそのまま踏襲することができないことを感じておりました。学問叙述のスタイルというものも、いちど固定化されてしまうと、その時代の社会に流布する通俗的観念しか表現できなくなってしまいます。デカルトはすべての固定観念、自明の前提と考えられてきたものをすべて覆《くつがえ》し、最初から哲学することを欲したのですから、もはや既成のスタイルを借りて自己の哲学を語ることはできませんでした。（森一九七〇、四）

デカルトの透徹した探究には及ばないにしても、本書の場合も、「死とともに生きることを学ぶ」という主題が固有な探究のスタイルを要請する。それはさしあたり、わたしの経験に基づく、わたしの探究の歩みであるが、あなたの探究に糸口を与えるかもしれない。あなたがあなた自身の「経験」を築き上げる機縁となるかもしれない。

以上を確認したうえで、父との「別れ」と「出会い」の経験へ進むことにしよう。

2　最後の時間

わたしが高校三年生の十二月末、父はすい臓がんの診断を受けた。年明けに都内の公立病院で手術を受け、そのまま入院した。「がん」と聞いて、わたしは動揺したはずだが、不思議なことに、この時期のことはほとんどなにも覚えていない。当時のわたしは神奈川県の実家を離れ、山梨県の高校で寮生活を送っていた。そのため父の闘病生活を目のあたりにすることがなかったからだろうか。受験を目前に控えていたため、父の病気のことは棚にあげて、受験勉強に集中するように努めたからだろうか。医学部志望だったこともあり、「病気のことは、入学してから取り組むことにしよう」と、自分に言い聞かせたことは記憶している。

受験に失敗し、自宅で浪人生活を送ることになった。父は四月から都立高校に復職していた。体調は思わしくなく、再発の不安もあっただろう。父はつらかったはずである。しかし当時のわたしには、そんな父を気遣う余裕がなかった。同じ屋根の下で生活する一年間だったが、憎まれ口をたたくことはあっても、心通い合う会話をした記憶がない。

父は幼い頃から「秀才」の誉れが高く、最難関といわれる大学を卒業した。しかし子どもの目には、さえない父親だった。都立高校で世界史を教えていたが、遅刻、早退、欠勤をくり返していた。ただ子どもの教育には熱心だった。父なりの愛情を傾けてくれた。運動音痴だったにもかかわらず、キャッチボールの相手を厭《いと》わなかった。中学校に入学すると、英語の本格的な手ほどきをしてくれた。

しかし思春期を迎えると、わたしは父の生き方に反発を覚えるようになった。父は「苦悩の人」だった。わたしはそこに「弱さ」を見てとり、これを憎んだ。いわゆる文系ではなく理系を志望したのも、父の生き方に対する反発ないし反動からだった。

わたしは、自分がどうやって生きていったらよいのか見当がつかず、志望分野も定まらなかった。将来の職業像は、高校入学後だけでも、外交官、国連職員、作家、心理士、精神科医と移り変わった。現役のときは医学部を受験したが、一年後には理学部数学科を受験した。自分の生きる道が見つからない苛立ちを、不安に駆られながら父にぶつけていたのかもしれない。

仙台の大学に入学したため、わたしはふたたび一人暮らしを始めた。新しい土地での生活も落ち着いた頃、初めて父に手紙を書いた。まもなく父から返信が届いた。息子が学業に精励することを期待する内容の手紙だったが、その文面のうちに、わたしは父特有のエリート意識を嗅ぎとり、反発を覚えた。

五月にがん再発の診断を受け、父は自宅で療養生活を始めた。しかし七月下旬に病状が悪化し、一年半前に手術を受けた都内の総合病院に再入院した。夏休みに帰省すると、わたしは父の見舞いに出かけた。しかし、病院へ向かうわたしの足どりは重かった。父とのそれまでの関係もあった。「死」の実感が乏しかったということもあっただろう。しかしなによりも、病名を告知されていない父と、病室でいったいなにを話したらよいのか、わからなかったのだ。

相部屋の病室に入り、ベッドに横たわる父と挨拶を交わす。おそらく父は、自分の病状を理解していただろう。しかし病名を告知されていない以上、会話は多くのタブーを抱えることになる。しかもわたしは高校時代から親もとを離れていたため、父と日常生活を共有していなかった。遠慮がちにお互いの近況を確認してしまうと、もう話題は見つからなかった。

なにを、どこまで話してよいのかと思案し、黙って傍らのいすに座っていると、父の病軀《びょうく》ばかりが目につく。がんのせいだろうか、四肢はやせ細り、骨の厚さにかぎりなく近い。それと対照的に、腹部は異様に膨れあがっている。それを見て、わたしの口はさらに重くなる。口数少なく、不器用に座をしめる息子に対する気遣いからだろう。やがて陽が傾き始めると、父は息子に帰宅を勧める。その言葉に甘えて、息子は帰宅の準備を始める——一方で、父と対面する緊張感から解放されるという安堵を感じながら、しかし他方で、肝心なことをなにひとつ話せないまま、父を病院におき去りにするという罪悪感を抱きながら。

病院までの道中も、苦痛の種だった。父が入院する都内の総合病院まで、電車とバスを乗り継がねばならなかった。車中の人びとは、あたかも「死」と無縁に、平穏な日常生活を送っているように見えた。そのなかで自分だけが「死」と向き合わなければならない。他の人びととの境遇と比較することで、苦しみが倍加するように感じられた。自宅の近くに病院があれば、だれとも接触することなく、歩いて見舞いに出かけられるのに、と恨めしく思われた。

3　父の死

こうした場景は夏休みの間、いく度かくり返された。八月も終わりに近づき、わたしは大学の前期末試験に備えるため、仙台へ戻った。そしていよいよ一連の試験が始まろうという前日（九月十五日)、父の訃報に接し、東京行きの新幹線に飛び乗った。

平日の日中ということもあり、車中には数えるほどの人影もない。車窓には、刈り入れをひかえた一面の稲田が、午後の陽光を浴びて輝いている。しかしその美しい風景も、わたしの眼には入らない。つい一月前の父の病軀《びょうく》が瞼《まぶた》から離れない。

電話での母の話によれば、臨終の床で父はキリスト教に入信したという。わたしは自分の耳を疑った。わたしの知る父は、「教養人」を自負していた。西洋思想に広く通じ、特定の宗教から距離を保っていたはずだ。たしかにわたしは高校時代から親もとを離れてしまっていたから、そこにはわたしが与《あずか》り知らない境涯の変化があったのかもしれない。だとしたらそれはどのような変化なのか。土壇場になって、神に救いを求めざるをえないほど、父は精神的に追いこまれていたのか。それゆえ人生の最後に、自らの世界観・価値観を塗り替えてしまったのか。しかし息子の自分には、そのようなことを、なにひとつ告げなかったではないか。疑問は尽きないどころか、ますます大きくなる。東京に到着する頃には、わたしは父の変節と自分の無力を憎んでいた。

父の生き方ははたして首尾一貫したものだったのか、この手厳しい問いを投げつけたときを境に、父の像が矮小化されていったように思う。それとともに、自宅で浪人生活を送っていた一年間に父に投げつけた暴言、父の人生を否定するような不遜な発言が大写しにされた。もうとり返しがつかない、永遠に返済不能な負債を負ってしまった。もしかしたら父は息子の言動に傷つき、精神的に追いこまれ、死病を得たのかもしれない。その意味では、わたしが父を殺したといってもよいのではないか。わたしはこのような妄想にとり憑かれていった。

夕暮れの街並みを抜け、実家に到着すると、喪服が用意されている。父が使っていたものだ。気ぜわしくこれに着替え、前夜式に臨席する。とめどなく涙が溢れる。それはかけがえのない人を失ったという驚愕、喪失感、そして呵責《かしゃく》が入り混じったものだったように思う。翌朝の告別式でも、父の遺骨を前に慟哭する。骨揚げに泣き崩れる母の姿を目のあたりにして、ようやく平静を取り戻し、その肩を支える。

嵐のような二日間が過ぎ、仙台へ戻る。しかし、残された前期試験を受けるどころか、未受験の講義科目に忌引きの届けをだす気力も湧かない。わたしはアパートの片隅で、ずっと苦悶していた――去る数日間の弟の姿を思い浮かべながら。弟は、父の死をどのように受けとめていたのだろうか。わたしが号泣する間、彼はずっと中空を睨みつけていた。彼は独り部屋に閉じこもり、前夜式後の酒席にも姿を現さなかった。

父は入院直前まで自宅で療養生活を送っていた。弟は母とともに、その二カ月間を支えていた。しかも弟は中学三年生で、受験を控えていた。そんな弟の辛苦も知らず、兄は仙台で大学生活を満喫していた。いざ葬儀に駆けつけても、弟や母をいたわることができなかった。弟の佇《たたず》まいと対照的な自分の浮薄な振る舞いがクローズアップされ、その映像がやむことなく眼前に流れた。

それから数年間は、その影を振りはらおうと躍起になり、それによりかえって自縄《じじょう》自縛《じばく》に陥った。思えば思春期を迎えてから、わたしは父と心を通い合わすことができなくなっていた。父の「生」を受けとめられないで、どうしてその「死」を受けとめられるだろう。いや、そもそもわたしは、自分の存在を受けとめられないでいた。自身の「生」が足場を欠き、大きく動揺するところで、どうして父の「生」と「死」を受けとめることができるだろう。

父の「生」と「死」を受けとめられないまま、わたしは、父を死に追いやった「原因」ばかりをクローズアップしていた。しかもそれをもっぱら息子である自分との関係から解明しようとしていた。それによって父の「生」の全体像がとり逃がされてしまったのだ。「父の死」に衝撃を受けながらも、わたしには自分のことしか見えなかった。それゆえ母と弟を思いやることもできなかった。

4　父との出会い

父の一周忌の席で、母は父の旧友から一束の書簡を託された。大学進学後の父が郷里の友に書き送った書簡の束である。母はそれをわたしに手渡した。封筒から便箋をとり出し読み始めると、そこには大学時代の父の姿があった。やや美文的で自己陶酔的な印象を受けたが、文学部学生としての父の願い、悲しみ、苦悩が率直に綴られていた。

理学部と文学部の違いはあったが、同じ教養課程の学生として、学問の世界に対する父の憧れと焦りは、よく理解できた。ただ父の場合、完全な「自活」を余儀なくされたため、アルバイト（塾講師や家庭教師）に追われ、十分な勉強時間を確保できなかったようだ。学問に対する情熱と志を抱きながらも、授業を終えると複数のアルバイト先をまわり、疲れ果てて帰宅する、そんな日常生活が浮かびあがった。とりわけ語学（西洋古典語）の勉強が追いつかず、専門課程に進めないまま、父は三年目の教養課程に入っていた。

空しく送る日々が憎い。勉強にのみ没頭できぬことは確かに一つの大きなハンディキャップとして認めないわけにいかぬ。しかし、雑事に弄ばれながらも一日一日を満たされた想いで過去に流していくうちはよい。一日全てが疲労と虚脱と化すとき、自分の支え――学問に対する関心と情熱――は一瞬にして灰燼となる。

父の憂慮は現実のものになる。絶え間ない葛藤に疲弊し、父は精神のバランスを崩してしまう。精神科で処方された薬を服用する毎日になる。学究の道を歩むという夢は破れ、父はやがて高校教師になる。

それは「弱さ」と形容できる単純なものではない。父は自身の人生を必死に、そして誠実に生きていたのだ。当時のわたしは軽く読み飛ばしていたが、四月に受け取った父からの手紙には、次のように書かれていた。

十分な仕送りができず申し訳ないのですが、アルバイトは必ず学業にさわりのない程度に限定してください。わずかですが、ボーナス、預金、貸付など、いざとなれば打つ手はあるので、お互いに「暮らしは低く、想いは高く」（岩波の社のモットーです）、ゆとりのある気持ちで励みましょう。（略）小生は夏休みまで手術の合併症で休職しています。苦難の人生ですが「行雲流水」という心境にはなれません。つまり私たち家族四人は助け合って、それぞれの課題を解決していかなければならないのです。

わたしが「エリート意識」と受けとり、嫌悪したもの、それは父の「憧れ」であり、果たせない「夢」だった。わたしは父と同じ道を辿ることを忌避していたが、父は、息子に同じ轍を踏ませないために懸命だった。わたしには「真の意味で恵まれた青春」を送ってほしいと願っていたのだ。父は誠実で、愛情深い人だった。父の書いた書簡を読むことで、わたしは父を知り、愛おしさを感じた。わたしは父と出会ったのだ。

5 どうして生きてきたのですか?

十九歳のわたしは、父の生き方を否定し、その死に様を疑問視していた。それによって父の像が矮小化され、歪曲された。しかし、書簡を通して父と出会うことで、わたしは虚像から自由になっていった。すると不思議なことに、長いこと忘れていた情景が少しずつ浮かび上がってきた。

小学校高学年のわたしは、近所の雑草だらけのグラウンドで、父とよくキャッチボールをした。夕闇が迫るなか、キャッチボールを続け、補給しそこなった球が父の顔面を直撃したこともあった。その晩は懐中電灯を片手に、家族全員で父の眼鏡《めがね》を捜した。

ある日、キャッチボールの帰り道に、思い切って父に尋ねたことがある――「なぜ生きるのか」と。父はしばらく黙って考えてから、「それを知るために生きる」と答えた。それを聞いて、わたしはひとまず安心した。もしかしたらこれはひどい愚問ではないかと、ひそかに懼《おそ》れていたからである。しかし父の真剣な態度を見ると、どうやらそれは、大人にとっても軽々に処理できない問題であるらしい。ともかく父は、それを問うに値するものとして、正面から受けとめてくれた。

しかし他方で、釈然としない思いも残った。父の回答は、わたしの問いを先送りしている気がしたのである。「それを知る」日は、いったいいつ訪れるのか。その日がくるまで、わたしは確実な根拠・理由を欠いたまま、生きることになる。そもそもその日は、本当にやってくるのか。もしその日が訪れないならば、生きることそのものが無意味になってしまう。「なぜ生きるのか」を知るために人が生きるとすれば、その知が得られないかぎり、生きる目的も果たされないではないか。自らの生に確実さが欠落している、自分が存在する根拠を知らないという事実に、わたしは驚き、不安に駆られた。

「なぜ生きるのか」という問いは、その後もわたしにつきまとった。しかし今や、父が亡くなった年齢に達し、気づかされることがある。父と子の対話には、微妙な食い違いが認められるのだ。「なぜ生きるのか」と質問したとき、小学生のわたしは、「人はなぜ生きるのか」の一般解を求めていた。「いかに生きる」と無関係に、「なぜ生きる」の解が得られると考えていた。それに対して父は、「それを知るために生きる」と答えた。「わたしはいかに生きるか」、「あなたはいかに生きる」と、主語を補ってみると明らかになるように、「いかに生きるか」は個別的な生の課題である。当時のわたしは気づかなかったが、父の回答とともに、問題は「人はなぜ生きるか」から、「わたしはいかに生きるか」に転換されていたのである。

「生きる」ということ、それは不断の選択・決断である。その一つひとつの選択を下すことによって、わたしたちはその都度、「いかに生きるか」という問題に、自分なりに回答してしまっている。しかし、なにを選択すべきか、いかに行為すべきかについて、迷うこともある。そのような場合、わたしたちは立ちどまり、そもそも「なぜ生きるのか」と問う。それによって「なぜ生きるか」の見通しが立つこともあるかもしれない。しかしほとんどの場合、満足できる回答を得られないまま、「生きる」という日常的な営みに立ち戻るのではないだろうか。

生きるからこそ、生きようとするからこそ、わたしたちは「いかに生きるのか」、「なぜ生きるのか」と問う。「生きる」という営みを離れたところでは、二つの問いはともに切実さを失う。そして「生きる」という課題から出発するかぎり、「なぜ生きるのか」と「いかに生きるのか」という二つの問いは、不可分かつ相補的な関係にある。

小学生のわたしは、「なぜ生きるのか」という問いを提起した。しかしその疑問を打ち明けた相手は、父だけだった。父だったらわたしの問いを真剣に受けとめてくれるかもしれないと信じたからこそ、ほかのだれでもない、父の答えを聞きたいと願ったからこそ、わたしは恐る恐る、父に問いかけたのである。

わたしが父に聞いてみたかったこと、それは「生きる」という課題を父がどのように受けとめ、現在の父になったのかということだった。父はどんな課題に直面し、なにを大切にしながら、生きてきたのか、つまり、父はいかに生きてきたのか。それを踏まえて「なぜ生きるのか」という問いに対して、どのように回答してくれるのか。作家の大江健三郎の表現を借りれば、父が「どうして生きてきたのか」をわたしは知りたかったのである。

「どうして生きてきたのですか？」と題されたエッセイによれば、少年時代の大江は、祖母フデの話を聞くことが好きだったという。祖母の話のひとつに「自分の木」というものがあった。谷間の村の住人には、それぞれ「自分の木」と決められた樹木が森の高みにあるのだという。

人の魂は、その「自分の木」の根方《ねかた》——根もと、ということです——から谷間に降りて来て人間としての身体に入る。死ぬ時には、身体がなくなるだけで、魂はその木のところに戻っていくのだ……。（大江二〇〇五、二五）

森に入って、たまたま「自分の木」のもとに立つと、年をとった自分に遭遇してしまうことがあるという。年をとった自分と会えないかとひそかに期待して、大江少年は質問を携え、ひとり森へ出かけたという。それは次のような質問だった。

——どうして生きてきたのですか？

普通の使い方で、どうしてという言葉には、「どのような方法で」と「なぜ」と、二つの意味がありますよね。子供の私は、その二つの意味を一緒にしてたずねたい気持だったように思います。もちろん、どちらか一方に正確にきめて、そのうえで質問するのが正しい。ところが、わたしには二つを一緒に聞きたいという気持ちがあり、その人はうまく二つを一緒にして、答えてくれるのじゃ

ないか、とも思っていたのでした。（同上、二五―六）

この一節をたまたま異国の地で目にしたとき、わたしはようやく気づいた。子どものわたしが父から聞きたかったこと、それは大江少年が「その人」（年をとった自分）に尋ねたかったことと同じだったのだ。それはたんなる体験談や生の履歴（「いかに」）ではなく、かといって、生き方を離れた一般的考察（「なぜ」）でもなかった。むしろわたしは、おそらくこう尋ねたかったのだ――「あなたは自身の人生で、何に躓《つまづ》き、どんな問いを抱えながら、その都度、どのような選択を下してきたのですか」、つまり「どうして生きてきたのですか？」。「生きる」という課題について、胸襟を開いて、父ともっと語り合いたかった。父の生の声を聞きたかった。それがわたしの率直な思いだった。

6　対話的な探究へ

父の「死」は、「生」の有限性を照らし出した。「死すべき定め」（mortality）をどう受けとめ、どう生きるのか、この問いとともに、わたしは父との死別後、いくつかの出会いへ導かれた。出会った一人ひとりに対して、わたしは「どうして生きてきたのですか？」と問いかけてきたように思う。その回答は時に、わたしの価値観を根底から覆し、わたしは生きなおすことを迫られた。一つひとつの出会いと対話を通して、わたしは「死すべき定め」とともに生きることを学んできたのである。それは、「死すべきものたちの哲学」を探究する歩みであった。本書では、その歩みが共有される。

わたしが出会った人たちのうちには、すでにこの世界を去った者たちがいる。その者たちの死後も、時は流れ続け、わたしは歳を重ねる。探究の途上で「経験」を築き上げながら、かつての自分に見えていなかったものと遭遇し、死者たちの遺した言葉の前へ連れ戻される。本書はそうした対話的探究の結実であり、また同時に、一人ひとりの死者に対する挽歌《エレジー》でもある。

筋ジストロフィー症という難病を抱えながら生き抜いた友人、阿部恭嗣との出会いから始めよう。「自立ホーム」で彼と出会い、介助に携わるという経験を通して、わたしは「他なるものをケアする」という介助と哲学の共通の土台へ導かれた（1章）。また在宅緩和ケア医の岡部健と出会うことで、わたしは「看取りの現場」へ連れ出された。そこでは「死」が「間」の出来事として現出し、わたしは「死すべきものたち」の責任と連帯を学んだ（2章）。

安倍川上流の小さな集落では、土地における「生」の継承を目のあたりにし、わたしは「よく生きる」という課題を根本から再考することになった（3章）。また白神山地では、マタギの背中を追いながら、「いのち」に与って、生きることを学んだ（4章）。

阿部恭嗣との別れと障害を抱える息子との出会いは、「共に生きる、本当に生きる」という課題をわたしに突き付けた（5章）。息子とともに生活した森と湖の国では、「他者と共に生きる」というレッスンを積み、「福祉」の根本思想と出会うことになった（6章）。
ホスピスの源流を辿る旅では、ホスピス運動のパイオニアたちとの出会いを通して、人間の生の拠り所としての「ホーム」へ導かれた（7章）。以上の歩みを辿りながら、本書は「死すべきものたちの哲学」を提示する（終章）。

人生は長いと、ずっと思っていた。
間違っていた。おどろくほど短かった。
きみは、そのことに気づいていたか？

なせばなると、ずっと思っていた。
間違っていた。なしとげたものなんかない。
きみは、そのことに気づいていたか？
わかってくれるはずだと、思っていた。
間違っていた。誰も何もわかってくれない。
きみは、そのことに気づいていたか？

ほんとうは、新しい定義が必要だったのだ。
生きること、楽しむこと、そして歳をとることの。
きみは、そのことに気づいていたか？

まっすぐに生きるべきだと、思っていた。
間違っていた。ひとは曲がった木のように生きる。
きみは、そのことに気づいていたか？

サヨナラ、友ヨ、イッカ、向コウデ会オウ

（長田二〇〇三、一八―二〇）

長田弘の詩、「イッカ、向コウデ」を導きに、わたしは本書で、生きること、死ぬことについての「新しい定義」、現在の「自分の定義」を手に入れたいと願っている。それが読者一人ひとりが現在の「自分の定義」を練り上げる一助となるならば望外の喜びである。

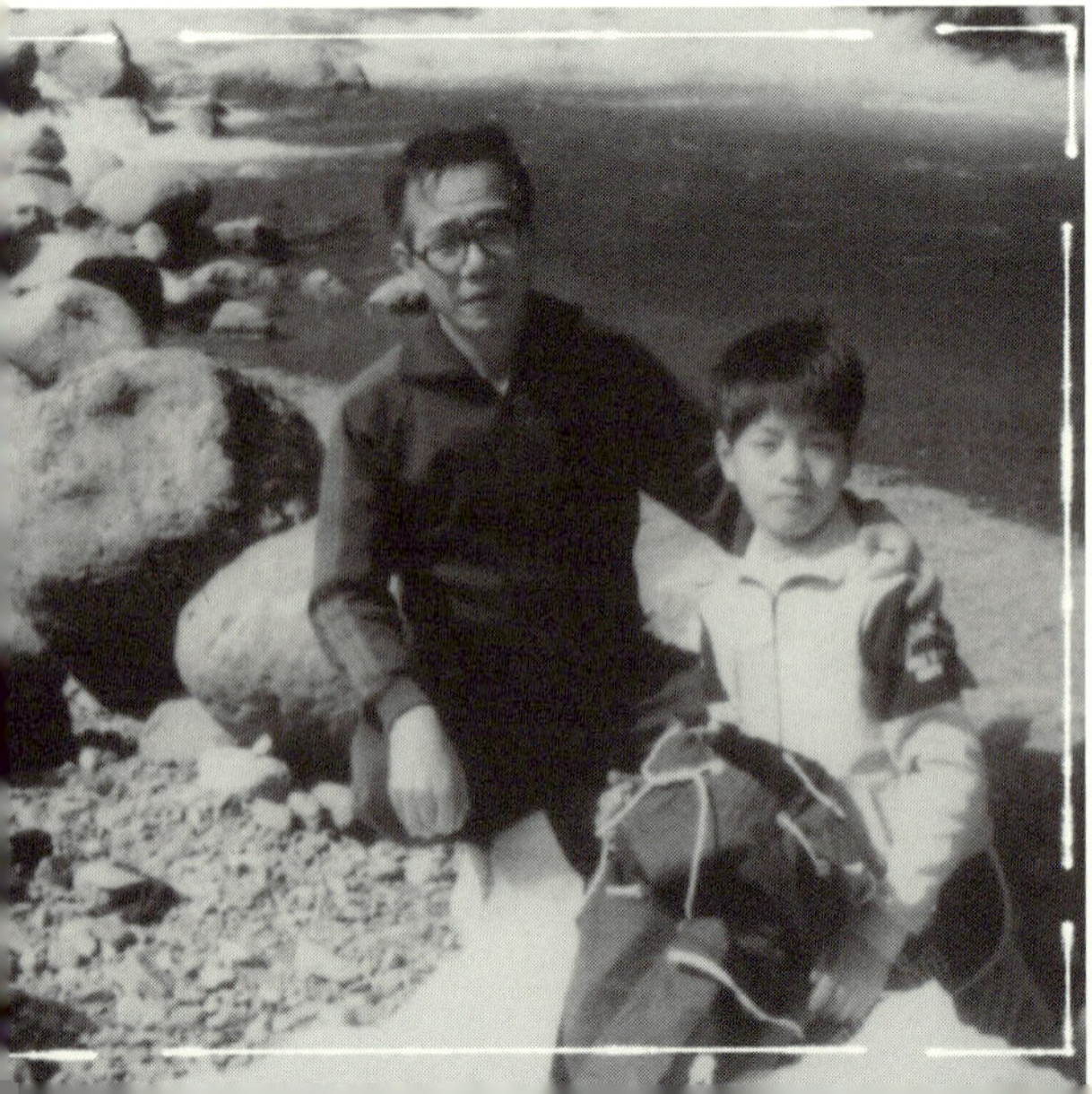

丹沢山麓の中津川にて

1

介助することと哲学すること
――「自立ホーム」で学んだこと

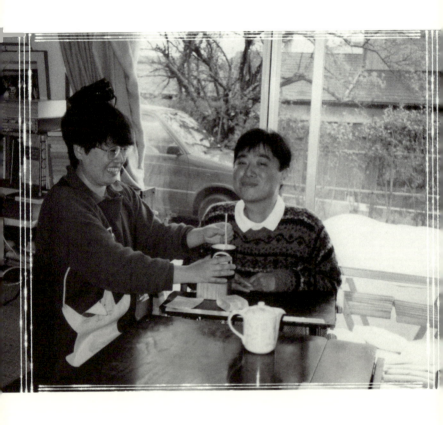

人がどれほど、他人と共に生きていけるのかは解りませんが、私たちが叫ぶ声に耳を傾けてほしいのです。病気を治すということは専門家の方にお願いするしかないかもしれませんが、人々の無理解のために、病のほかに多くの苦しみを背負っている患者、家族の状況がたくさんありすぎます。一つひとつの病気の治療法を求めるとともに、今生きている、かつ生きようとしている私たちの存在を知ってほしいのです。その〝知る〟という働きかけの中から、誰もが生きていく上での共通の問題が見えてくるだろうし、私たちが必要としている〝ふれあい〟が生まれると思うのです。（初出『ありのまま』十二号、社会福祉法人ありのまま舎、一九八一年十二月：阿部二〇一〇、六六）

1　出会い——ありのまま舎へ

一九八八年の初夏、わたしは「ありのまま舎」（現在は「仙台ありのまま舎」）を初めて訪れた。ありのまま舎については、ほとんどなにも知らなかった。半年ほど前から通い始めたキリスト教会の宣教師に誘われるまま、わたしは同行したのだ。

到着すると、ホール（談話室）で音楽集会が始まった。宣教師が演奏する十二弦ギターの陽気な音色に合わせて、参加者たちは楽しそうに英語の歌を口ずさんだ。やがて集会が終わると、車いすの男性がわたしに近づいてきた。阿部恭嗣その人であった。

阿部は笑顔でわたしに語りかけた。初めて訪れた場所で、おそらくわたしは緊張していたのだろう。話の詳細は掴めなかったが、日常生活を営むのに介助のボランティアが必要であることだけは理解できた。その深く、優しいまなざしに吸いこまれるように、わたしは請われるまま、名前と電話番号を伝えた。数日後、アパートに電話が入り、ありのまま舎へ出かけた。それが介助ボランティアの始まりであった。

阿部は当時三十三歳だった。前年五月にありのまま舎に入居し、自立生活を立ち上げたところだった。彼はデュシェンヌ型の進行性筋ジストロフィー症——遺伝子の変異によって筋力が低下していく難病——を抱えており、すでに多くの仲間たちと死別していた。その一人ひとりの「死」を身に負い、彼自身が「生きる」意味を必死に探し求めながら、阿部は地域社会のなかで自立生活を営むという道を選び取ったばかりだった。

わたしは大学三年生（二十一歳）で、二年前に父と死別していた。「死」をいかに受けとめるか、それがわたしの第一義的な問題だった。「死」の問題を解決しないかぎり、「生」の足場が固まらないと、自分なりに懸命だった。

阿部は晩年、わたしの出会いをふり返り、「私と物事を見る視点や感覚が似ていた」と書き残している（同上、一八三）。二人の性格や個性が似通っているというのではない——それについては阿部も同意するだろう。二人を結びつけていたもの、それは「死」をいかに受けとめ、いかに生きるかという共通の課題だったのではないか。おそらくそれが二人の物事を捉える視点や感覚に反映していたのだろう。いずれにしてもわたしは、「死とともに生きる」その姿に惹きつけられて、阿部のもとに通い続けた。

阿部とのつき合いは二十年間に及ぶ。その長い歳月のあいだ、阿部とわたし、それぞれの境遇は変化を重ねた。死とともに生きる阿部の歩みは、「自立」に目覚めた西多賀病院での入院生活（十九年一カ月）、ありのまま舎での自立生活（十八年四カ月）、ありのまま舎退去後の再入院生活（二年九カ月）の三期に区分される。死にいたる最後の歩みは5章でとりあげることにして、ここでは、ありのまま舎での自立生活をクローズアップする。

阿部と初めて出会ったとき、わたしは理学部数学科の学生だった。卒業と同時に文学部哲学科に学士編入学し、そのまま哲学専攻の修士課程と博士課程へ進学した。大学院進学とともに研究が本格化すると、介助ボランティアを哲学研究と両立させることが難しくなった。

わたしは哲学と出会い、これに魅せられた。寸暇を惜しんで本や論文を読み、レポートや論文を書くようになった。夜型の研究生活を送っていたこともあり、阿部の居室に泊まり込み、朝型の生活を共にすることは楽ではなかった。阿部の就寝時刻は、普段ならば研究に打ち込んでいる時間だった。中断したままの研究内容が脳裏に浮かび、なかなか寝つくことができない。不眠の夜、わたしは自問せざるをえなかった――そもそも自分はどうして「介助」に携わるのか、なぜ「哲学」と取り組むのか。

これらの問題に答えを出すため、わたしは、介助と哲学とはどのような営みかと問い、両者の関係について考察することを迫られた。それを通してわたしは、哲学する（philosophein）自分なりの構えを築いてきたように思う。

介助することと哲学することは、それぞれどのような営みであり、いかなる関係を結ぶことができるのか。阿部の自立生活の輪郭を描き、介助ボランティアとしてのわたしのかかわりをふり返りながら、考察を進めることにしよう。阿部に背中を押してもらいながら、生の実践——生きるという営み——に開かれた哲学の可能性を探究したい。

2 自立生活を営む——阿部恭嗣の回想から

二〇〇七年二月五日から死の直前まで、阿部はクチマウス——舌で操作するパソコンのマウス——を駆使して、病院のベッドの上で五一〇本のブログ記事を書き残す。そのなかに自立生活の始まりにふれた文章（二〇〇七年十二月三十日執筆）がある。

私の自立生活は、一九八七年五月から始まった。日本で初めての民間福祉ホーム。障害がどんなに重度であろうとも、介護の手立てを自己責任でクリアーできれば誰でも入居できるというものだ。経済的な裏付けは、基礎年金と市からの手当でギリギリ生活できるというものだった。

私のような全く動けない障害者は、介護のボランティアに頼ることで〔介護の問題を〕クリアーしようと考えていた。私の場合は、長く病院生活だったため、福祉ホーム（私たちは自立ホームと呼んでいた）開所時までにボランティアの体制が整わず、五月にずれ込んでしまっていた。それでも、泊まり介助のボランティアが八人、昼の食事や家事介助のボランティアが六人ほど集まり、私は自立生活に踏み切ったのだった。

今思えば、かなり無謀だったかもしれない。しかし、当時の私は、できると信じ切っていた。私の自立生活は、少しさらし者のように、連日社会へのアピール、アピールであった。そこでできた人間関係こそが、私の運動そのものだった。そして、毎日自転車操業のようなボランティア探しの日であった。毎日日替わりで来てくれるボランティアさんたち――私の生き様をありのままに示し、それぞれが心に感じてくれ、来てくれた人たちであった。（同上、一二一）

自立ホームは、廊下の両側にワンルームの居室が並ぶ、長屋のような造りになっている。毎月の家賃を支払って居住するという点では、民間のアパートと変わらない。したがってそこで生活するためには、食事、家事、入浴、就寝などを手助けする介助ボランティアが欠かせない。現に阿部の入居は、介助ボランティアを確保する目途が立たなかったため、開所からひと月遅れになった。

わたしは、九人目の泊まり介助ボランティアとしてローテーションに加わった。最初の二年間は入浴介助のボランティアにも携わり、週二日の入浴日のうち一日分を担当した。自立生活の当初はボランティアの人数が少なく、「綱渡り」の毎日だった。ボランティア確保の一環として毎週二回、気温が一四度以下にならないかぎり、阿部は「街頭ピーアール」のため、仲間たちとともに仙台市の繁華街へ出かけた。


自立ホームは、どんなに障害が重度であろうとも、自己責任の上でそれをクリアーできれば誰でも生活ができる環境を与える、というものだった。だから私は、毎日あらゆる機会を通じて、ボランティアの呼びかけをしていたのである。意志をもって呼びかけると、不思議と、ぎりぎりボランティアさんは見つかり、繋がっていったものだった。

「街頭ピーアール」は、ホーム全体でそんなボランティアや協力者を求める行動であり、また当時は、運営費の補助もなかったため、その資金への募金も兼ねていた。普通ならどこかの施設で介護を受けているくらいの重度障害者が、すべてをさらけ出して叫ぶ姿は当時は珍しく、面白いように募金してもらったものだった。(同上、一二四—五)

ただし阿部たちは、募金を糧に生活したわけではない。自立生活の経済的基盤となったのは、「障害基礎年金」（阿部は「障害者基礎年金」ないし「基礎年金」と表記する）である。これについて書かれた別の記事（二〇〇七年七月三十一日）を見ておこう。

私たち障害者の多くは非課税対象者であり、また、経済的にその生活を支えるものは、障害者基礎年金である。この制度ができてから、確かに障害者の自立が促進された。それまで、家族の庇護《ひご》のもと、私たち障害者の多くは肩身の狭い状況に置かれていた。なかには家族と縁を切り、生活保護で暮らす者もいたが、その資格取得はなかなか難しかった。私も、基礎年金を頼りに自立生活に踏み切ったのである。（同上、九九）

社会・制度的背景を確認しておけば、日本では一九五九年に国民年金法が制定された。これは自営業者や農林水産業従事者など、既存の被用者年金制度（厚生年金保険と共済年金保険）の未加入者を対象とするもので、この法律とともに国民皆年金の制度——すべての国民がなんらかの公的年金制度の対象となる制度——が実現された。しかしその後、日本社会では少子高齢化と産業・就業の構造転換が急速に進んだ。本格的な高齢社会の到来を見越して、持続可能な公的年金制度を確立すべく、一九八五年に国民年金法をふくむ公的年金制度が改正された。それとともに旧来の「障害年金」と「障害福祉年金」に替って、「障害基礎年金」という制度が確立されたのである。

日本の公的年金制度は拠出制をとる。したがって原則的な考え方としては、二十歳から国民年金に加入し、その後、障害状態を認定された場合に障害基礎年金が支給される。ただし二十歳以前に障害を負った人に対しては、加入時から障害基礎年金が支給される。阿部の場合、この規定に該当し、制度の施行とともに障害基礎年金（一級・月額八万円程度）を受給することになった。

以上のようにして、阿部は自立ホームでの生活を立ち上げた。では阿部自身は「自立生活」について、どのように考えていたのか。それほど困難な「自立生活」になぜ踏み出したのか。それは自分なりの生き方——5章の表現を先取りすれば、「本当に生きる」こと——を実現するためであり、それを通して志半ばで倒れた仲間たちの「夢」と「意志」を実現するためである。


私は、絶えず誰かの手がなければ鉛筆一つ持てない重度の障害者であり、しかも、日々進行し、その生命をも脅かす病気・筋ジストロフィー症を患っているのである。だから私にとって「自立生活」は、たんに人が親元から離れ、一人で生きていくことではない。私は、これまで同病者の仲間の死を見てきた。私が生き残っている意味は、仲間が果たせなかった夢の実現と、我々の存在を無視する社会へ命の叫びを伝えることだと思っている。私はこの「自立生活」をしようとするとき、一つ刹那的というべき覚悟を決めて、決断したのだった。

病院にいれば、ただ生きることはできた。しかも、当時改正された基礎年金で、結構遊べることもできた。しかし、仲間たちがその人生を終えた病院は、決して夢を実現できるところではなかった。絶えず自分の意志を殺し、流されるように生きねばならなかった。私は、そんな中でしか生きられない自分たちの存在が空しく、そんなふうに私たちを追いやる社会に憤りを覚えていた。(同上、一二〇―一二一)

病院という場所で日常生活を営むかぎり、自分たちの生活スタイルや生き方を押し通そうとすれば、病院の管理・統制システムと衝突せざるをえない。西多賀病院時代の阿部の発言からは、自分なりの生き方、自分が願う生き方を圧殺された悲しみと怒りが伝わってくる。

外に出ることもままならず、管理される日常と、今わのきわの仲間の傍らで励ます言葉さえ見失っている自分があります。

現に、私のいる三階病棟は九年前にでき、当時八十名いた仲間は、一人減り二人減りして、今は九名しか残っていません。九年間の変化というのなら余りに悲しい変化です。ただ露のように消えていった生命かもしれませんが、残った仲間にとって、彼ら一人ひとりが筋ジスという病気と、「見えない意識」によって葬られたという気がするのです。(同上、六五―六八)

なぜ自分たちは家族から引き離され、一般社会から隔絶されたまま、だれにも知られることなく死を迎えなければならないのか。阿部たちはその理由を問い続け、筋ジストロフィー症患者の「現実」の背後に、社会の「見えない意識」――無知・無関心ゆえに、他人事として片づける意識――を発見する。「見えない意識」と闘うためには、自分たちの生きる姿を人びとに見せるほかない。こうして阿部たちは街頭へ出かけて募金を集め、地域社会での自立生活へ踏み出していったのである。かけがえのない自立生活は、どのように営まれたのだろうか。「泊まりのボランティア」としてのわたしの経験に基づいて、自立生活の一断面に光を投げかけることにしよう。

3　泊まりのボランティア――介助の経験から学んだこと

病院にいれば、食事の準備と後片づけに頭を悩ませる必要はない。食事や就寝の介助者を自分で探す必要もない。洗濯や掃除も、病院のスタッフが代行してくれる。「ある程度の介護」と「私たちの体を熟知した上での医療」が提供されるのだ（同上、六三―四）。これらの手厚いケアを手放してでも、筋ジストロフィー専門病棟の若者たちが選びとったもの、それは地域社会のうちに居を構え、自分たちの責任において日常生活を設計し管理する生き方である。自立ホームでの新しい生活の基盤を整えるために――毎日の介助者を得るという生活のための最低限の要件を満たすためだけでも——、阿部は途方もない労苦を強いられたはずである。

しかしわたしは、こうした初期の奮闘に立ち会っていない。わたしが自立ホームを訪れた時点では、料理、洗濯、掃除などを担当する「昼のボランティア」と、主として夕食から朝食までの介助を担う「泊まりのボランティア」のローテーションは、すでに確立していたからである。

当初は週一回のペースで泊まりのボランティアに出かけた。ひとり暮らしだったこともあり、空腹のまま出かけ、阿部と夕食を共にした。しかし数年が経つと、ボランティアの増加とともにローテーションに余裕が生まれ、自立ホームを訪れる頻度は半減した。さらに大学院進学とともに研究が本格化すると、わたしの情熱は哲学研究に注がれ、自立ホームを訪れる頻度は、最終的に月一回程度になった。すこしでも長く研究時間を確保するため、就寝直前に自立ホームに到着するようになった。以下では、主として初期のかかわりに基づいて、泊まりのボランティアの活動を素描しよう。

自立ホームに到着し、阿部の居室に入ると、昼のボランティアが用意してくれた手作りの夕食が待っている。この夕食を共にすることから、泊まりのボランティアの活動は始まる。時計が二十一時をまわると、車いすの上でパジャマに着替え、阿部はベッドに移動する。ここでボランティアは阿部を抱きかかえなければならない——阿部はユーモアをこめて、これを（ボランティアの）「体力測定」と呼んでいた。

ベッドに移動すると、尿器で小便を済ませ、就寝の準備を整える。足もとに注意深く枕を配置し、ベッド横の複数の鏡の向きを調整する。枕は横たわる阿部の足を支えるため、鏡はベッド上の阿部が居室全体を見渡し、テレビを見るために用いられる。

自立生活を始めてから十年ほど経つと、筋ジストロフィー症の病状が進み、阿部は消灯前に、鼻マスクを用いた人工呼吸器を装着するようになる。呼吸筋力が低下すると、肺の機能が低下し呼吸不全に陥る。日中は車いすの上で、「舟漕ぎ」――上半身をゆっくり前後に揺らす動作――など呼吸補正の運動を行うことができるが、夜間の睡眠中はそれができないため、人工的な呼吸補助が必要になるのだ。日記を代筆し、ひと時の会話を楽しんだ後、消灯する。消灯後の暗闇のなかで、阿部は時に西多賀病院時代の仲間たちのことを語り、わたしは青年期の苦悩を打ち明ける。

夜中に数度の「体位交換」が行われる。寝返りを打つ筋力が残っていないため、四肢がしびれると、阿部がボランティアに声をかけ、肢体の位置や向きを変えるのである――その回数は阿部の体調に応じて異なるが、およそ二度か三度である。

翌朝の起床時刻は、ボランティアの出発時刻から逆算した時刻に設定する。朝の介助に要する時間は、ボランティアによって異なるが、平均二時間、手際の悪いわたしの場合は約三時間である。したがって、かりに八時五十分から始まる大学の講義に出席しようとすれば、通学時間を勘定に入れて五時に起床しなければならない。

目を覚ますと阿部は、ベッドに横になったまま、尿器で小便を済ます。その介助を終えると、ボランティアは床に敷かれた自分の布団を畳み、空いたスペースに車いすを配置する。阿部は車いすに移乗して、まずうがいを済ませる——抵抗力が落ちているため、うがいは欠かせない。次いでタオルで丹念に顔を拭う——阿部には、目尻から拭くなどの独特のこだわりがあり、それに応えねばならない顔拭きの介助は「D難度」とされる（同上、一三三—五）。顔拭きを終えたら、ひげ剃り、整髪などの作業に進む——入浴の機会が限られているため、髪のブラッシングには時間をかける。

これらを完了したら朝食だ。冷蔵庫から料理を取り出し、電子レンジで温めて、食事を共にする。朝食後は歯みがきだ。通院が容易ではなく、治療のための出費は経済的に痛手となるため、歯みがきは電動歯ブラシを使って入念に行われる。しかし対面での歯みがきの介助は、想像以上に難しい。しかも電動歯ブラシは、当時としてはまだ目新しかった。不慣れなため、細心の注意を払っても、しばしば電動歯ブラシの側面が歯にぶつかり、不快な音を立てる。その度に阿部は、痛そうな表情を浮かべる。

歯みがきを終えると、トイレの時間である。トイレは阿部の居室に入って、すぐ右の一画に位置し、普段はアコーディオン・カーテンで隠されている。そのスペースは電動車いすが入り込めるほど広くない。また電動車いすは、排泄に適した形状を備えていない。そこでトイレ専用のキャスター付きの簡素な木製のいすに乗り替える。このいすは機動的ではあるが、阿部の身体を支えるのに十分な安定性を備えていない。座る位置に細心の注意を払わなければ、呼吸が困難になり、最悪の場合、バランスを失って身体は崩れ落ちてしまう——熟練を要するため、不器用なわたしはここでかなり緊張する。排泄後に肛門を水で洗い流し、肛門周辺に残った水分をトイレットペーパーで拭きとる。

木製のいすに座ったまま、改めて身体のバランスをとり、ベッドの脇まで移動する。介助ボランティアに抱え上げられて、阿部は再びベッドに横たわる。身体の汚れやすい部位を清拭し、そこに布切れを挟みこんだ後、新しい下着と衣服に着替える。こうして最終的に電動車いすに着席し、日中の生活で必要となる用具——携帯用の電話、電子手帳、それらを操作するために口にくわえる三〇センチほどの長さの棒など——を、車いすに装着したテーブルの所定の位置に配置する。そして阿部と別れを告げ、自立ホームを後にする。

泊まりのボランティア活動は、およそ以上のように進行する。それを通してわたしは、人間が身体的な存在であり、たやすく傷ついてしまう(vulnerable)ことを、身をもって学んだ。十分な腹筋と背筋がなければ、人は座っていることもできないし、脚筋が十分でなければ寝返りをうつこともできない。呼吸筋が衰えると、呼吸が困難になる。就寝前、阿部の足もとに注意深く枕を配置するのも、双脚を支えるのに十分な筋力が残されていないからである。

また介助する者と介助される者はいずれも、その都度の身体的な状態によって多分に気分づけられている。たとえば「体位交換」の回数が四度、五度と重なれば、介助する者は、安眠を妨げられて不機嫌、無愛想になる。しかし介助される者は、自らがおかれた状態が耐えがたいものであるからこそ、介助する者に声をかけるのである。また介助する者の技量が乏しければ、介助される者は不快や痛みを身に負う。介助ボランティアの遅刻等によって日常生活のペースが攪乱されれば、あるいは体調不良で熟睡できなければ不安に見舞われ、不機嫌になる。わたしたちは身体的・情動的な存在なのである。

さらにわたしの場合、食事を共にする身体的なリズムを身につけるのに苦労した。阿部と食事を共にするためには、阿部（介助される者）と自分（介助する者）双方の咀嚼《そしゃく》と嚥下《えんげ》に注意を払いながら、両者の口に交互に食べ物を運ばなければならない。そのタイミングが難しいのである。

相手と自分の口に適正なタイミングで手を伸ばすためには、相手の身体に対する注意や気づかいが欠かせない。しかし、それだけに気をとられると、自分は食事を楽しむことができず、食の歓びを感じることができない。逆に、もっぱら自分のペースで食事すると、介助が疎《おろそ》かになってしまう。食事を共にするという行為は、食べるタイミングとリズムを共有し、身体を共鳴させて初めて成立するのである。竹内敏晴ならば、これを「からだの共生性」ないし「「共生態」としてのからだの恢復《かいふく》と呼ぶだろう（竹内二〇一三、一四四—七）。

ただ同時に、介助する者と介助される者の間には「権力的な非対称関係」（岡原一九九五、一二八）が存在する。それに応じて両者には、その都度の身体的な快苦や気分を発露する仕方に差異が生じる。介助を必要とする者は、介助する者がやって来なければ、日常生活を営むのに大いに支障をきたす。自らの日常生活を維持するという喫緊の課題のため、介助を必要とする者は、自らの不快感を表明することを抑制するかもしれない。しかも介助される者の身体は、介助する者に「悪意」が働いている場合はいうまでもなく、介助する者が「善意」から行動しているつもりでも、必要とされる注意・気づかい（care）が欠けると、いともたやすく傷つけられてしまう。介助する者と介助される者の関係の「非対称性」とともに、「ひとが身をもって生きていること、その身体は残酷な行為によっていとも簡単に傷つけられてしまうこと、ひとはそのような傷を受け、苦しみを抱く存在であること」（大川一九九九、四〇―一）が照らし出されるのである。

4　介助することと哲学すること――両者のあいだでの葛藤

わたしは介助ボランティアとして、得がたい学びの機会を与えられた。しかし当時は、自立生活以前の歩みについて断片的な認識しかもっていなかったこともあり、阿部にとって自立生活がどれほどかけがえのないものであるか、十分に理解していなかった。そのため研究が本格化すると、介助ボランティアを哲学の研究と両立させることに困難を覚えるようになった。

大学院生時代のわたしは、夜型の生活を送っていた。午前十時を目途に大学に到着し、研究室で専門書を読んだり、論文を書いたりする。昼の休業時間（午後二時から）が迫ると、慌てて大学の食堂に出かけ、昼食をとる。昼食を済ませると、また研究室へ戻り、研究を再開する。夕方七時の閉店時間が近づくと、再び食堂へ出かけ夕食をとる。夕食後も研究を続け、深夜一時頃に帰宅する。そういう毎日である。

ところが、介助ボランティアに出かけると、生活時間と生活リズムが一変する。夜も十時になれば消灯する。寝つかれずにいたとしても、夜中になると「体位交換」のため、何度も起きなければならない。翌朝も、五時に起床すると同時に、約三時間に及ぶ介助の行程が始まる。目の前のルーティンワークに追われ、息つく暇もない。

研究室の日常生活では、時間がゆっくり流れている。ひとつの問題について数時間、数日間、考えることもある。生活時間と生活リズムも、自分の裁量で決めることができる。それと対照的に、泊まりのボランティアに出かけると、時間は無駄なく、慌ただしく過ぎていく。当然のことながら、生活の時間とリズムは、阿部の日常生活に合わせることになる。普段の生活のように、つい考えごとをしてしまうと、目の前の介助が疎かになる。電動歯ブラシの操作を誤るなど、阿部に不快な思いをさせてしまう。自分はなにをしているのかと自問していると、さらに失敗を重ねることになる。

しかも泊まりのボランティアを終えた翌日は、睡眠不足と疲労のため、なかなか研究に集中できない。研究が本格化すると、哲学のためにすこしでも自由な時間（スコレー scholē）を確保するため、わたしは他の諸用務を極力切り詰めるようになった。泊まりのボランティアについても、貴重な時間を奪われるという意識が芽生えるようになった。研究室で自由な生活を送っていたこともあるだろう、他者の生活のために道具的な役割に徹することにも、困難を覚えるようになった。

たとえば食後に歯を磨くのは、虫歯を予防するためである。虫歯による苦痛を避け、治療のためのお金と時間を浪費しないためである。歯磨きという行為は、虫歯の予防という「目的」を達成するための「手段」なのである。したがってこの種の行為は、いたずらに手間をかけることなく、片づけてしまうことが望ましい。介助を必要とする者の場合も、それは同じである。それゆえ介助を日常的に必要とする者は、それを自身の生活のうちに円滑に組みこもうとする。

きちんとすること以上のことが常に求められているのではない。単に「手段」であればよい。自分でできるということの快適さは、そういうところにあるのであるかもしれず、それを他人が行うのであれば、その行いは無色である方がよい場合がある。機械があれば機械でよいかもしれない（立岩二〇〇〇、二四五―六）。

ここで立岩真也が指摘するように、介助者は、精巧な機器によって代替可能な道具としての働きを担う。介助される者の「手足となる」ことを求められているといってもよいだろう。ただ自身の欲求や日常的な習慣にそのまま従ったのでは、人は道具的な役割に徹することができない。そこで介助者は、自身の生活の「目的」とそれを達成する「手段」を括弧に入れ（棚上げし）て、介助される者の目的―手段連関のうちに、身をおき入れることになる。

ここで介助者は、程度の差こそあれ、苦痛を味わうことになる。他者の生活のため道具的な役割に徹するべく、自らの「主体性」の発現を抑制し、いわば「無色」な存在になる、それに耐え切れず、介助の場を去る者も少なくない。

しかしここで、介助する者と介助される者の「権力関係」に改めて注意を払っておく必要がある。もしこの権力関係に安住するならば、そこには戦慄すべき事態が生じるからである。退位後のリア王に対して、次女のリーガンが言い放った言葉を想起しておこう。

> あなたはもうお年です、自然が与えてくれる寿命も限界まできています。あなたのことをご自分以上によくわかっておられるかたがたの、分別ある指図に従っていただかないと困ります。（シェイクスピア一九八三、九七）

老リア王は従者の数を、約束した一〇〇名から、五〇名、二五名と減らされ、最終的に独りで放り出されてしまう。それと同じように、介助を必要とする者が掲げる要求は、それが本当に「必要」なのか、介助を提供する側によって、厳格に査定される――まるで生活保護の申請者が受給資格の判定のため、収入、資産、能力などを細かく調査されるように。自らが表明するニーズについて、威圧的なまなざしで説明を求められる、それはニーズを訴える力なき者にとって、悪夢といってよい事態だろう。

人間のニーズは、「生存するためにわたしたちが必要なもの」（基礎的ニーズ）だけでなく、「潜在能力を発揮して生きるために必要なもの」を含む（Ignatieff 1984, 10）。また各個は異なる才能や潜在能力をもち、「よい人間的な生」（good human life）は多様なかたちをとる。それゆえ人間のニーズは各人各様である。だとすれば介助に携わる者は、「ある人間存在が他の人間存在に対して掲げる、不確かな要求」（ibid, 29）を受けとめ、これに聴き従うという姿勢を求められる。介助する者が当事者に成り代わって判断すること、それは介助という行為の土台を掘り崩すことにほかならない。

それと対照的に、哲学は根本的な知に到達しようとする探究の営みであり、際立った能動性を特徴とする。ただ「哲学」という日本語からは、そのニュアンスが伝わりにくいだろう。この日本語は、江戸末期から明治初期にかけて活躍した洋学者、西周《にしあまね》の手による造語である。最終的に「哲学」という訳語を採用したものの、西は当初「希哲学」「希賢学」という訳語を使用していた。ギリシア語の原語（philosophia）は「知」（sophia）と「愛」（philia）という言葉が組み合わされたものであるから、これらはほぼ直訳といってよい。「哲学」の原義は、「真理の奥底を極めなければやまぬ」、「あくまで知ろう」とする徹底した知的探究にあり、これを欠いては「哲学」(philosophia)とはいえない(田中一九七七、一四—五)。

たとえばプラトンの師ソクラテスは、裁判の被告として次のように語る。


わたし自身でも、他の人でも、だれでもよく吟味して、知を愛し求めるという生き方(philosophoûnta zēn)をしていかなければならないことになっているのに、その場において、死を恐れるとか、なにか他のものを恐れるとかして、〔神から〕命じられた持ち場を放棄するとしたら、それこそわたしは、とんでもない間違いをおかしたことになるでしょう。(Platon 1900, 28e)

古代ギリシアの人間観によれば、人間は「死すべきものたち」(brotoi, thnētoi)であり、「死という定め」(mortality)のもとにある。それによって人間は、「不死のもの」である神々から峻別される。「死」はいわば「人間の条件」なのである。したがって「死」を回避したり、克服したりする試みそのものが、「人間」に関する倒錯した理解に基づいていることになる。

ソクラテスにとって、根拠もなく「死」を恐れることは、愛知の精神に反する。「死」について知っている者がいないかぎり、「死」を恐れるということは、知らないものを知っていると思いこむことを意味するからである。

こうしてソクラテスは、死の恐怖を乗り超えて哲学的探求を続行する——有罪判決を受けて拘留された牢獄のうちで自死するまで。哲学的な生にこれほどの能動性が求められるとするならば、哲学者はどうして、介助という受け身の実践活動に甘んじることができようか。ソクラテスは、ポリスの公務を顧みず、家庭を投げだして、さらには城外の農村地帯に散策に出かける暇さえ惜しんで、毎日のように哲学的な問答をくり広げた。ソクラテスとともに哲学的な生き方を完遂しようとすれば、介助ボランティアに費やす時間さえ惜しいことになるのではないか。

先に確認しておいた通り、介助に携わる者は、他者の生の目的—手段連関のうちで道具的な役割に徹するべく、自身の生の「目的」とそれを達成する「手段」を棚上げしなければならない。そのような仕方で主体性を抑えこむこと、それは知を愛し求める探究を停止することを意味する。

それに対して哲学的な生の場合、徹底的に問うという行為が目的—手段連関における「目的」の位置を占める。健康、人間関係、経済などに恵まれることは、哲学的な生にとって、問うという「目的」を達成するための「手段」にすぎない。逆にいえば、名誉であれ、金銭であれ、哲学的な探究以外の物事が「目的」の位置を占めるならば、かりにその人が世間で「哲学者」と呼ばれようが、それは「哲学的な生」とはいえない。

以上の通り、介助には、眼前の他者の要望や指示に聴き従うという受け身の姿勢、服従的な態度が求められる。それに対して哲学には、常識や既存の考え方を鵜呑みにせず、一つひとつの事柄を吟味・検討する批判的な態度、徹底的に問うという能動的・主体的な態度が求められる。哲学に強く魅かれながら、しかし介助ボランティアの活動に見切りをつけることもできないまま、わたしは約十五年間、二つの対極的な活動に従事した。しかし両者の相克は次第に顕著になり、わたしは哲学と介助の関係を根本から問うことを余儀なくされた。

介助と哲学は相容れない関係にあり、二者択一を迫るのか。それとも二つの活動は共通の地盤を得て、相互形成的な関係を結ぶことができるのか。次節では、二つの活動をケアの営みと捉え、この問いに回答を試みる。

5　他なるものをケアする――介助と哲学の相克を超えて

介助する者と介助される者のあいだには「権力的な非対称関係」がある。それゆえ介助する者が無思慮に主体性を発揮すれば、介助される者の主体性が圧殺されてしまう。介助される者の主体性を守るためには、介助する者が主体性を抑えこみ、無色な存在になるほかないのだろうか。

しかし介助者は人間であって、機械ではない。長時間、長期間にわたって、主体性を押し殺し、無色な存在であり続けることには無理がある。むしろ人間の活動としての介助には、主体性を発揮する固有な方法があると考えた方がよいのではないか。介助者が主体性を発揮する、介助にふさわしい流儀があるはずである。それはどのようなものだろうか。「D難度」とされる顔拭きを念頭におきながら、阿部は次のように述べる。

基本的に、介助は自分がしてほしいようにするのが最適なのだが、人によっては癖ややり方の好みがあるため、介助者は、イマジネーションと修練が必要なのだ。私のときは、初めにうちの奥さんが、介助などが初めてのボランティアに講習するのだった。このとき、ボランティアの器用さや習得の早さが問われる。しかしボランティアの多くは、介助は初めてなのである。子どもをもったことのあるお母さんであれば、私の要求にもイメージが湧くだろうが、〔泊まりの〕男の子のボランティアには、なかなかそううまくいかない。私は言葉で何度も伝えて、ボランティアの方に理解と習得を促してきた。ときには私の忍耐が切れて、荒い言葉で指摘したり、不機嫌な顔をしたりすることもあった。そんなときは、あとから自己批判と反省することとしきりなのである。せっかく私のために、時間を共に過ごすために来てくれるのである。（略）

これも私の癖みたいなものだ。だが、快適に過ごすとは、そんなささやかなこと（私にすれば大事なことなのだ）が、普通に認められることなのではないだろうか。（阿部二〇一〇、一三三―五）

阿部はここで、「快適」な日常生活を送りたいという「ささやかな」要望を表明する。しかしそれを手助けするボランティアは、阿部にとって、機械に類する道具的存在ではなく、一個の主体である。主体であるからこそ、「自分がしてほしい」ことを踏まえ、相手が要求するものについて「イマジネーション」を働かせることができる。そして阿部もそれを期待するのである。

介助する者が主体として、介助される者という客体に働きかけるのではない。かといって逆に、介助する者が道具としての役割を担い、介助される者がこれを使用するのでもない。そうではなく、介助される者と介助する者はともに主体的な存在なのである。

たとえば「体位交換」の場面を思い起こしてみよう。暗闇のなかで阿部は、肢体の痛みから声をあげる。介助の指示は、目の前にいる具体的な他者からの語りかけとして現出する。か細い声は、時に介助者の名前を呼び間違える。介助者は深い眠りのなかで、時に呼びかけを聴き損なう。ここには、呼びかけ（損ない）、聴き（損なう）という、言語を介した日常的な生の相互関係が認められる。逆にいえば、この相互関係から切り離されたかたちで、介助者の「主体性」や介助することの「意味」が追求されるとき、介助される者と介助する者のあいだに「主体性」の相克が生じるのである。

介助ボランティアが呼びかけに応えてくれることを信じて、阿部は呼びかける。そして呼びかけが聴き届けられないかぎり、阿部は痛みから解放されない。介助ボランティアは、阿部を痛みのなかに放置することもできる。しかし眠い目を擦りながら起き上がり、阿部の肢体に手を伸ばすとき、彼は指示に従うという仕方で、眼前の他者の要求に応えることを選びとっている。それは呼びかけに応答する（response）ことを通して、他者に対する「責任」（responsibility）を果たすという主体的な選択である。

これに対して哲学的探究は、一見したところ、きわめて能動的・主体的な営みである。しかし問う、考えるという営みは、目の前の現象に呼びかけられ、それを受けとめるという服従的な態度から始まる。哲学的探求は、現象に聴き従う、それを身に受けるという受動的・服従的な態度を前提にしているのである。

じっさい哲学は、アリストテレスが指摘する通り、驚くこと（thaumazein）から始める。それは必ずしも目を奪われるような事態である必要はない。むしろあまりに平凡で、わたしたちが見過ごしそうになる、現に見過ごしている「ごく身近の不思議な事柄」（Aristoteles 1957, 982b13-4）こそ問題かもしれない。わたしたちはそれらを目にしていながら、見ていないということが多いからである。

米国の海洋生物学者、R・カーソンは、ある夏の星空について、次のように書き残している。

わたしはそのとき、もしこのながめが一世紀に一回か、あるいは人間の一生のうちにただ一回しか見られないものだとしたら、この小さな岬は見物人であふれてしまうだろうと考えていました。けれども、実際には、同じような光景は毎年何十回も見ることができます。そして、そこに住む人々は頭上の美しさを気にもとめません。見ようと思えばほとんど毎晩見ることができるために、おそらくは一度も見ることがないのです。（カーソン一九九六、三〇―一）

哲学的探求は、目の前の現象に呼びとめられ、立ちどまるところから始動する。目の前の事象に驚かされ、問いかけられるためには、心身をオープンにし、外部に開放しておかなければならない。予備知識や先入観で頭がいっぱいだと、新しい物事を受け入れる余地がない。事柄をありのままに捉えられず、「現実」を取り逃がしてしまう。

それは人間について考える場合も同じである。ただし人間の場合、当事者が「その生きているがままに」、他人が「考える」ことはできないから、「これと交わる」「その人の身になってみる」ほかない（小林二〇一七、五三）。「考える」ためには、「非常に大きな想像力」が求められるのである。

ここで「考える」とは、その対象と親密な関係に入ることをいう。相手が人間であれば、親身になって話を聴く、行動を共にするなど、身をもって相手と交わる、つきあうことで相手を熟知するようになる。だからこそ小林秀雄は、相手の身になって考える力量を「想像力」と呼ぶのである。

同様に阿部は、子を育てる母親を範例に、相手の身になって判断する「イマジネーション」の大切さを説く。相手の身になって考えるためには、相手の思いや言葉に対して、虚心坦懐に自分を開く、相手を「信じる」という態度が欠かせない――小林と阿部はいずれも、「信じる」ことの意義を強調する（同上、五〇―一、竹之内二〇一〇、二九―三二）。

相手（対象）に呼びとめられ、立ちどまる。気がかりや関心に駆られて、その懐に飛び込み、身をもって交わる。これが本章冒頭の文章で阿部が求める「知る」という働きかけであり、そこから生まれる「ふれあい」なのだろう。そのようにして相手（対象）と親密な関係に入ること、その意味で「考える」ことは、介助のみならず、哲学的思考の成否を握る。

> 相手をケアすることにおいて、その成長に対して援助することにおいて、わたしは自己を実現する結果になる。作家は自分の着想をケアすることにおいて成長し、教師は学生をケアすることによって成長し、親は子をケアすることによって成長する。（略）他者が成長していくためにわたしを必要とするというだけでなく、わたしも自分自身であるためには、ケアの対象である他者を必要としているのである。（Mayeroff 1971, 40）

わたしたちがケアするものは、この子、この問いというように、常に、特定のだれか、なにかである。介助者は、目の前の他者を介助することで、介助することに習熟し、それを通して自己を実現するのである。他なるもののケアを離れて、自己の実現はない。

それと同様、哲学する者は、特定の主題に対して細心の注意を払い、細やかな気遣いとともに哲学的な問いを育て上げていく。それを通して、哲学する者として育っていく。その意味で哲学するという行為は、ある種のケアの営みといってよいだろう。問いを注意深く育てていくことを通して、わたしたちは哲学する者として、またケアする者として成長し、それと同時に、自己を実現していく。「考える」ことに習熟することを通して、介助する者と哲学する者は成長していくのである。

他者をケアするための素養は、実践の経験を積むことによって身につく。相手の事情に通じ、相手のニーズに対する理解が深まれば、適正な判断を下し、行為できるようになる。同様に、哲学する者は現象を見ること、言葉に聴くことを体得し、自らの問いを大きく育てていかなければならない。阿部のいう「習得」と「修練」は介助と哲学の双方にとって、欠かせないものなのである。

以上のように考えてみると、わたしは研究室の学友たちとともに哲学のテキストを精読し、また阿部のもとで介助に携わることで、「ケアする人」（homo curans）として育てられたのである。

6　日常的な生の経験から出発する——結びにかえて

介助には、眼前の他者の要望や指示に聞き従うという受け身の姿勢、服従的な態度が求められる。しかし人間の活動であるかぎり、介助には主体性を発揮する固有の仕方がある。すでに確認した通り、介助する者は相手の呼びかけに応じることで、他者に対する責任を果たすという主体的な選択を下しているのである。

哲学は、知を愛し求める探究的な営みである。それに応じて哲学は、常識や既存の考えに安住することなく、一つひとつの事柄について徹底的に吟味する。それはきわめて能動的・主体的な活動であるといってよい。しかし問うこと、考えることには、現象に呼びかけられ、それを受けとめる、それに聴き従うという服従的な態度が求められる。

なるほど「服従」は科学にも共通する態度である。眼前の現象がどのような原因の結果であるのか、それを掴むためには現象に対する「服従」が要求される。しかし、たとえば自然科学の最終的な目的は、原因を突きとめ、因果関係を明らかにすることにある。因果関係が解明されてしまえば、原因を操作することで、望む結果を手に入れることができる。Fr・ベーコンが指摘するように、「自然は、服従することによって征服される」のである（Bacon 1858, 157）。

哲学の場合は、事情が異なる。現象に対する服従は、哲学にとって、なにか別の目的を遂げるための手段ではないからである。むしろ現象に聴き従うこと、それによって現象が別様に見えてくること、それは哲学という探究的な営みの目的そのものといってよい。哲学する者は、相手（対象）との親密な関係を通して変えられ、自らが変容を遂げていく。哲学が知を愛し求める探究的な営みであるかぎり、それは完結することがない。それゆえ愛知者（philosophos）は、知者（sophos）を自認できないのである。

人間は身体的な存在であり、必要な注意や気遣いが欠けると、いともたやすく傷ついてしまう。介助や哲学に携わる者も例外ではない。恵まれた境遇にあるとき、人は自らの身体性・情動性を意識しない。それが切実な問題になるのは、身体的存在であることが重荷になるようなとき――たとえば歯や胃の痛みに苦しむとき、極度の疲労状態にあるとき、身体を休めるために眠る場所をもたないとき、十分な食物や飲み物をもたないとき――だろう。

身体的存在の根底には、人間が飢え乾く存在である、常に欠如を抱えた存在であるという事実が潜んでいる。欠落を抱える者、傷つきやすい者として、「あなた」は「わたし」に呼びかける。ケアする者として、「わたし」は「あなた」に応え、それを通して自己の存在を引き受けなおしていくのである。

わたしたちは、いくつかの可能性を前にして、そのうち一つを選択するという仕方で、生を営んでいる。ひと晩を哲学研究のために費やすこともできるし、自立ホームに介助ボランティアとして出かけることもできる。いずれの可能性を選ぶにしても、そこには自分なりに、その都度「よいもの」を選びとる、その意味で「よく実践する」(eu prattein) ないし「よく生きる」(eu zēn) という判断が働いているはずである (Aristoteles 1894, 1095a14-20) ――「よく生きること」については、3章で主題的に考察する。わたしたちが身体的な存在であることを踏まえれば、「身をもってよく生きる」と表現した方がよいかもしれない。

このように介助と哲学はいずれも、身をもってよく生きるために遂行される。しかし「身をもってよく生きる」とはどういうことか。おそらくその理解の違いに応じて、ある人は介助に携わり、別の人は哲学へ赴くのだろう。だとしたら、なぜ介助を、哲学を選ぶのか、それぞれの理由を明らかにすることで、わたしたちは「よく生きること」について理解を深めることができる。「よく生きること」の探究において、介助と哲学の営みは、相互啓発的な関係にあるのである。

自立ホームに出かけ、阿部の日常生活を部分的に共有する。そこには多くの問いかけがあり、それに応えようと悪戦苦闘することを通して、わたしは「考える」ことを身につけてきた。哲学のテキストで頭をいっぱいにして、問いかけを受けとめ損なうことも少なくなかった。失敗を重ねながら、それでも阿部のもとに通い続け、問いかけに応えることで、わたしは「ケアする人」として育てられ、「身をもってよく生きる」ことを学んだのである。

「最も平凡な日常の生活」(西田一九五一、二六七—八)から発せられる呼びかけに応答すること、それを通して人間の生がおかれた具体的な現実について考え、自身の生について吟味すること、わたしにとってそれこそが哲学の第一義的な課題である。この理解を携えて、わたしはこの後、かけがえのない人たちと出会うことになる。次章では、在宅ホスピス医、岡部健との出会いをふり返ることにしよう。

2

「人間」の出来事としての死
——在宅緩和ケアの現場で考えたこと

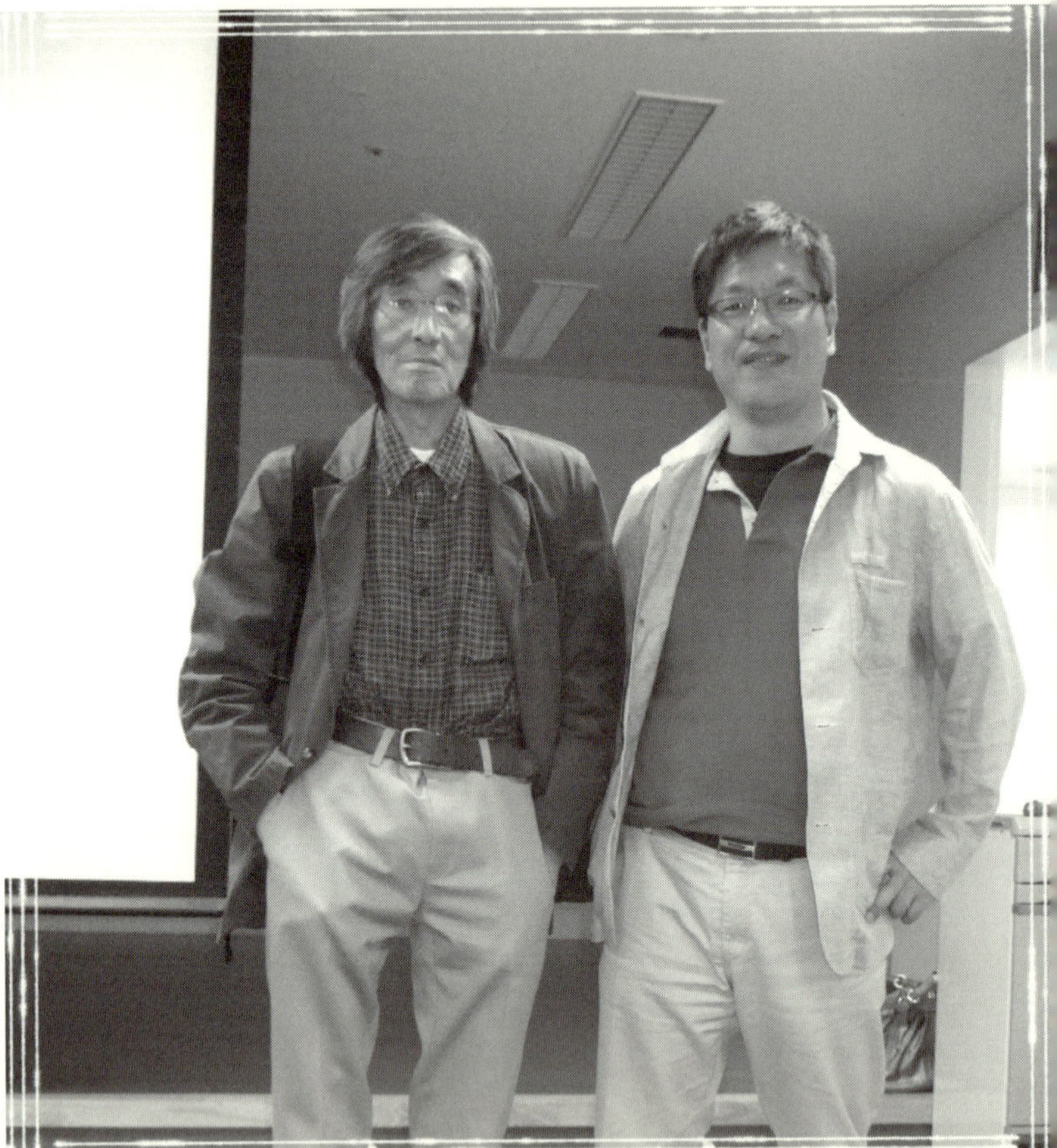

死は本来、誕生や結婚とともに人間の出来事であって、孤立的個人の事ではない。
（和辻二〇〇七、九〇―一）

1　在宅緩和ケアの現場へ――岡部健との出会い

二〇〇二年秋、東北大学文学研究科で哲学研究室主催の研究会が開かれた。研究会が終わると参加者たちは、いつものように哲学・倫理学合同研究室へ移動した。懇親会場へ向かうタクシーの到着を待つ間、雑談が始まり、ある見知らぬ男性が声を発した――「君たちは、人の死を看取ったことがあるのか？」。

その問いかけは唐突な印象を与えた。研究会のテーマとも、さしあたり無関係に思われた。その場のだれに問いかけているかも、よくわからなかった。しかし、問いかけには力があった。質問の意図を掴みきれないまま、数人が看取りの経験の有無を答えた。看取り経験のある者は一人もいなかった。合点がいった様子で、男性はひとり頷き、そこで会話は途絶えた。まもなくタクシーが到着し、わたしたちはキャンパスを後にした。

懇親会でわたしは、研究会を企画した清水哲郎教授の隣席に着いた。わたしたちの向かいには、先ほどの男性が座を占めた。教授と男性は面識があるようで、親しく話し始めた。二人の会話を通してわたしは、男性が医師であること、患者の自宅を訪問して緩和ケアを実践する「在宅緩和ケア」の診療所を開業していることを知った。それが岡部健医師との出会いだった。そのとき岡部健は五十二歳、わたしは三十五歳だった。

一時間ほど話した頃、岡部はこう切り出した——「死生について考える研究会を立ち上げたいので、力を貸してほしい」。この発言の背景について、岡部は後年、次のように書きとめている。

ここに至って明らかになったのは、在宅緩和ケアの実践経験、医療者の力量のみでは、この課題の前には力不足であり、なし得るところはあまりに小さいという事実であった。こうしてしばらくの間、医療とは異なる領域、とりわけ文科系の書籍から手がかりを得ようと試みた。しかし、これらの多くから感じられたのは、死の現場を見据えないで語られた言葉の多さであった。死をめぐってなされた膨大な研究の蓄積、思考の結実があるものの、現場に根ざしていないといううらみがあった。ここから、文科系の研究者は実は死の現場との接点を持っていない、という事実に思い至った。
医療者は死の現場を多く持つ。しかし死の宗教的、哲学的、社会学的な考察には到達できていない。かたや宗教学者、哲学者、社会学者などの文科系研究者は現場との接点を持たず、死の詳細な観察なしに文献的考察に終始している。お互いにそれぞれ必要なものを欠いている。ただ同時に、両者は補い合えるようにも思われた。（岡部・竹之内二〇〇九、二六七）

このとき岡部は、どのような「課題」に直面していたのか。なぜ岡部は「文科系研究者」との協働が不可欠だと考えるようになったのか。それを読み解くためには、緩和ケア医としての岡部の歩みを辿りなおしておく必要がある。

岡部は一九九三年、自宅で療養生活を送ることを希望する患者の求めに応じて、往診を開始した。彼は当時、宮城県立がんセンターの医師であり、往診は業務外の活動だった。またその時代、医師が病状を告知することは稀で、介護保険も導入されていなかった。しかし岡部は、終末期がん患者の求めに応じてすべての医療情報を開示し、地域の保健師と協力して、患者が必要とする介護サポートを提供した。

ただ通常の業務を抱えながら、片手間で往診したのでは、患者に対する責任を果たせない。こうして岡部は一九九七年、宮城県立がんセンターを退職し、在宅緩和ケアの診療所（爽秋会岡部医院）を開設した。設備備品にはほとんど投資せず、美容室だった空き家を賃借し、ほぼそのまま利用した。緩和ケアに魅せられた理由について、晩年の岡部は次のように語っている。

そんなときに在宅〔緩和ケア〕を始めたら、たまらないフィールドだったのだ。緩和ケアというのは、どんな技術をもってしても治療できないものがあることがわかって生まれた。つまり全人類が延々と考えて答えを出せなかった「死」がテーマである。これほど深い学問はないだろう。（奥野

二〇一三、一二五)

宮城県立がんセンターで岡部が往診を始めた時代、患者の多くはいわゆる「戦争体験世代」で、「死んだら土に還る」という死生観を抱いていた。しかし患者の中心層はまもなく、いわゆる「戦後世代」へシフトした。それは戦争直後の物質的欠乏のただなかで育ち、高度経済成長に邁進してきた世代である。かれらの多くは、日常的に「死」を経験することなく、「生」の論理でひたすら走り続けてきた。最初に経験する「死」が「自分の死」ということも珍しくない。また伝統的な死生観を否定し、「死」を「無」と捉えているため、「死」を受けとめることが難しい。「死を受けとめる価値観」(岡部・竹之内二〇〇九、二六七)をもたない患者たちをいかに支えたらよいのか、この問いを携えて、岡部は文学部の研究会に乗り込んできたのである。

わたしはといえば、「人の死を看取ったことがあるのか?」と問われ、父との死別を想い起こしていた。「臨終に立ち会わなかったから、やはり看取ったとはいえないのだろうか」と、ひとり思案していた。序章で述べた通り、父の死を契機に、わたしは「死」の問題へ導かれ、哲学の道を歩み始めた。しかし考えてみれば、わたしには看取りの経験がない。「死の現場との接点」をもたないという指摘は、急所をついていた。しかも岡部は「現場を開放するから、死の問題について一緒に考えよう」と呼びかけている。わたしは研究会に参加することに決めた。

こうしてわたしは二〇〇三年四月十九日、岡部との約束通り、仙台市の中心部に位置するマンションの一室を訪れた。そこは爽秋会岡部医院の分室だった。研究会にはすでに「タナトロジー研究会」という名称が与えられていた。

「タナトロジー」という言葉については、補足が必要だろう。英語（thanatology）であれば「サナトロジー」、ドイツ語（Thanatologie）であれば「タナトロギー」と発音されるところ、両者をミックスした奇妙な名称になっているからである。いずれにしても、当時はまだ珍しかった「死生学」を言い表そうと試みた言葉であった。

「研究会」と称するものの、まともなプログラムは用意されていなかった。互いの問題意識が噛み合うまで、当初は週一回か二回のペースで、ビールを片手に、「死」をめぐる雑談を重ねた。しかし「雑談」とはいえ、参加者は真剣そのものだった。「死」と向き合う自他の姿勢を測り合う緊迫感があった。アルコールはそれを和らげる、ある種の緩衝剤だったのかもしれない。

「死」に立ち会う現場スタッフが真剣だったことは、いうまでもない。しかしわたしも、自分なりに必死だった。「父の死」を胸に秘めながら、参加者の発言を噛みしめていた。安易に共感したり追従したりせず、一つひとつの言葉を吟味し、その根拠を問い質した――「現場のことを知りもしないくせに、偉そうなことを言うんじゃない」という怒声が今にも聞こえてくるようだった。立脚点と基礎知識を異にするゆえ、話はなかなか噛み合わず、「対話」が生み出されるまで、数年の時間を要した。

岡部との出会いを通して、わたしは在宅緩和ケアの現場へ導かれた。そこでは「死」に直面する一人ひとりの「生」を支えるべく、多職種の専門職が手探りの実践を続けていた。これらスタッフからの問いかけを受けとめ、また患者や家族（遺族）の言葉に耳を傾けながら、わたしは自宅で死ぬことについて学んできた。

自宅で療養生活を送る終末期患者は、最後まで日常生活を営む。住み慣れたわが家で、親しみのある事物にとり囲まれ、長年連れそった家族とともに生きる。それは各人の「生」と「死」にとって、どのような意義をもつのか。次節では、在宅緩和ケアの現場での出会いをふり返りながら、この問題について考察する。死を「人間」の出来事として理解する糸口がそこから得られるはずである。

2　自宅で死ぬということ――ケアする者としての人間

二〇〇三年秋、わたしは岡部とともに、終末期がん患者（Mさん）の自宅を訪問した。約束の時間になり、玄関のチャイムを鳴らした。Mさんは夫とともに、わたしたちを温かく迎え入れてくれた。わたしは名乗り、靴を脱ぎ、家に上がった。

Mさんは勝手の知れた居間に、わたしたちを迎え入れ、もてなしてくれた。必要に応じて日記や本などを取り出しながら、現在の生活と「死」との向き合い方について、リラックスした様子で話してくれた。「死」と向き合うようになって、ミッションスクールで学んだ聖書の言葉を思い出したという発言が印象的だった。

Mさんと夫には、ホストとしての威厳と晴れやかさが見られた。勝手を知った自宅だからこそ、患者と家族は主体性を発揮することができるのだ。また自宅では、病の進行によって多少の変化を被るにしても、それ以前の生活のなかで培われてきた家族間の相互的なケア関係が基本的に保たれる。かりに「寝たきり」になったとしても、患者は、家族の話し声や生活音に耳を澄まし、家族の日常生活や将来のことを気にかけるだろう。家族は、患者の病状や意向に応じてさまざまな工夫をこらし、生活しやすい環境を整えるだろう。

気遣う、世話する、介助するなど、「ケア」と総称される行為は、相手に関心を抱き、注意を払うことから始まる。それによって初めて、相手のニーズを読みとり、これに応えることが可能になる。相手に対して自分を開くこと、それがケアの前提である。

ただし「相手に対して自分を開く」とは、自分を捨てることを意味しない。なるほどケアには献身(相手のために尽くす)という要素が含まれる。しかし同時に、「ケアする」ことは学ぶことである。相手を「ケアする」という具体的な体験を通して、ケアする者は学び、自身を創りあげていくのである。

前章（五二頁）で確認したように、わたしたちは他なるもの（者・物）のケアを通して、自己を形成する。逆にいえば、自己を形成するためには、「ケアする」ことが欠かせない。「人間」の本質には、「ケアする」ことが属しているのだ。「人間」には古来、「知る者」（homo sapiens）、「製作する者」（homo faber）、「遊ぶ者」（homo ludens）、「社会的動物」（animal sociale）など、さまざまな呼称が与えられてきたが、ここでわたしたちは、「ケアする者」（homo curans）としての人間に立ち会っているのである。

自宅で人は、最後まで「ケアする者」であり続ける。それは岡部が宮城県立がんセンター時代に担当した二十代の女性患者（Oさん）からも見てとられる。Oさんは、二人の幼い子どもを抱えていたため、自宅での療養生活を希望した。そこで岡部はOさんを退院させ、往診を始めたという。

やがて症状の進行とともに失明したときも、Oさんは、「本当に在宅でよかった、病院にいたら、恐くてしょうがなかった」と語っていた。（略）「病院にいる人はみな赤の他人で、どんな人かわからない。個室に入れられたまま、血圧を測られたり、いろいろされたりしたら、夜中に誰がきたのかわからず、こわくてしょうがない。だけど、うちにいれば目に見えなくても、住み慣れた家だから、どこで何が起きているかもわかる。それに親しい人間しかいないから、なにも恐いことはない」、と応えてくれた。じっさいOさんは、自宅の別の部屋で子どもたちが騒いでいると、大きな声で叱っていた。「今、子どもたちがなにをやっているのかわかるの?」と尋ねると、「音を聞けば、どこでなにをやっているか、手にとるようにわかる」と、教えてくれた。(岡部・竹之内二〇〇九、二二)

住み慣れたわが家で、親しみのある事物にとり囲まれ、長年連れそった家族と共に生きる。それがOさんに安心感を与えている。病の進行とともに、患者(母)と家族(子)の間には、少なからぬ変化が生じるだろう。しかし長い時間を経て、日常生活のなかで形成されてきた関係は、形を変えながらも保持される。母は子に対して、最後まで「母」であり続けようとする。彼女は最期まで「ケアする者」であり続けるのである。

岡部は在宅緩和ケア医として、「ケアする者」としての人間のあり方に注意を払い、これを尊重していたように思う。たとえばある男性患者の自宅を訪問したとき、岡部は壁に立てかけられていた釣り竿に目を留め、声をかけた――「これは渓流用の竿だな。どこに出かけるんだ?」。患者が回答すると、「ああ、あの辺りだと、ポイントは……」と応じた。会話は弾み、岡部はあっという間に、患者と心を通い合わせた。

この患者には、もはや渓流釣りに出かける体力は残されていないかもしれない。ベッドから起き上がることさえ難しいかもしれない。しかし、壁に立てかけられた釣り竿は、当人がどんなことに関心を寄せ、打ちこんできたのか、つまりどのように生きてきたのかを伝えてくれる。

たとえば病床に顔を覗かせる庭のあの樹木は、子どもの誕生を記念して、妻と一緒に植樹したものかもしれない。あれから四十年以上が経ち、子どもは巣立ち、妻は先に逝ってしまった。独居生活を送るなかで、孤独感が募り、自分の人生の意味について自問する。そんなとき立派に成長した樹木は、この場所で自分が確かに生き、歴史を刻んできたことを教えてくれる。富や名声を手にしたわけではないが、自分は妻と力を合わせて、子どもを育てあげ、次世代にバトンを渡すことができた。この男はそのことに気づかされるのである。

自宅という「空間」では、目の前の「生」が固有の背景と奥行きをもって立ち現われる。自宅という空間には固有の歴史性、つまり「空間の履歴」が刻印されているからである（桑子一九九九、二一）。これと出会うことで過去の出来事を「発見」し、出来事と出来事を結び合わせながら、患者は自らの生を物語ることができる。そこでは基本的に部外者であるケア専門職も、「空間の履歴」に教えられ、固有の「生の履歴」をもった者として、患者に応接することになる。

自宅と対比した場合、病院という場所・空間は、どのように特徴づけられるだろうか。自宅と病院では、ひとつには、主（ホスト）と客（ゲスト）の関係が入れ替わる。自宅では、患者・家族がホスト、訪問スタッフがゲストの役回りを担う。対して病院は、病院スタッフにとって「職場」であり、勝手の知れた場所である。しかし患者にとっては勝手の知れない場所、日常生活から隔絶された「異空間」である。そのような場所に身をおき続け、専門職からのケア・サービスをひたすら享受することで、患者は「無力なゲスト」にされてしまう——十九歳のわたしが目にした父の姿は、まさにそのようなものだった。

もうひとつには、病院という空間では、患者一人ひとりの生の履歴が抹消される。患者が退去するたび、その生の痕跡はすべて消去されてしまう。病棟の病室には、いかなる履歴も残されておらず、患者は病室と疾患によって——A病室のB疾患の患者として——識別される。しかし生の履歴を欠いて、人は自身の生を物語ることができない。自分の生と出会うことができない。「生」と出会えないかぎり、「死」と向き合うこともできない。

わたしたちは「ケアする者」として、日常生活を彩る事物や人間とのかかわりによって支えられている。これらを離れて、「ケアする者」としてのあり方を全うすることは難しい。にもかかわらず病院では、患者が「ケアする者」ではなく、もっぱら「ケアされる者」として扱われてしまう。

最後に、病院という場所では「死」が隠蔽される。「死」がさし迫ると、患者は相部屋から別室へ移される。その患者がどこへいったのか、同室の仲間たちには告げられない。やがて死亡診断が下されると、遺体は霊安室——病院案内には記載のない場所——へ運び入れられる。葬祭業者の到着をまって、人知れず裏口から運び出される。

入院患者たちは、同室の一人が相部屋を離れるとき、核心の問題にふれて、看護師を困らせたりしない。むしろ病室には暗黙の了解が成立しているといってよいだろう。同室の仲間に別れを告げることもできず、やがて自分もこの相部屋から退去すること、その場合も自分の「死」が話題にされないことを、患者たちは重々承知しているのである。自分の「死」が隠蔽され、なにごともなかったかのように処理されてしまう、それはしかし、当事者にとって耐えがたいことではないだろうか。

ここで、前章で紹介した筋ジストロフィー症の若者たちが、わたしたちの歩むべき道を照らし出してくれる。専門病棟という閉ざされた空間で隠蔽される「死」に直面し、自分たちの「生」の意味を問いなおしながら、彼らは病院を出て「自立生活」に挑戦した。地域コミュニティのうちに共同の住み処を構え、そこを拠点に地域の人たちとかかわり合い、土地の自然や文化にふれて暮らすという生き方を選択した。それは炊事や洗濯を代行する主婦ボランティア、泊まりの学生ボランティア、自立ホームの「絵本の森」に集う地域の子どもたち、居室の窓越しに餌をねだる野良猫など、既存の病院や施設の生活ではふれられないもの（者・物）との「間」に、自分たちの生と死の「意味」を見いだすという選択である。

事物（釣り竿）、生物（樹木・猫）、他者（家族、友人、知人）、総じて他なるもの（者・物）とのかかわり合いを通して、わたしたちは生を営む。それを通して、わたしたちの生に履歴が書きこまれ、それを手がかりに、わたしたちは自らの生を物語る。物語は、「それ以外の仕方ではただの偶発事の耐えがたい連鎖にとどまったであろうものの意味を露わにする」だろう（Arendt 1983, 104）。

父の死を契機に、わたしは「死」の一面――生のあらゆる可能性を不可能にするという側面――ばかりを凝視してきた。「死」が各個に固有の可能性であり、他のだれも代わりにそれを引き受けられないとすれば、各人は孤独に、この可能性と向き合わなければならない（Heidegger 1979, 250）。すべての生の可能性を不可能にする「究極の可能性」としての「死」をひとり引き受けること、それがわたしの生の第一義的な問題になっていた。

しかし在宅緩和ケアの現場に身をおき、そこから過去の経験を捉え返すことで、身のまわりのもの（者・物）がわたしの眼にとまるようになった。それとともに「死」は「間」の出来事と受けとめられ、わたしは死の実存的な重圧から解放されていった。

「生きる」という営みは、周囲の人物や事物とのかかわりを離れて成立しない。他なるもの（者・物）との「間」で事が生じ、これにいかなる態度をとるかに応じて、各人の生が形づくられ、存在の中身が定まっていく。「死」についても同じことがいえるだろうか。次節では、和辻哲郎とともに、「間」という視角から「死」を考察することにしよう。

3　死にゆくこと、世界から退去すること――人間の出来事としての「死」

「子」に対しては「親」、「妹」に対しては「姉」、「夫」に対しては「妻」、「師」に対しては「弟子」

というように、わたしたちは親子、兄弟姉妹、夫婦、師弟、友人など多様な間柄のうちのに身をおいている。にもかかわらず近代社会では、「人の本質を個人においてのみ見ようとする」傾向が強く、そのため「倫理」が「個人意識の問題」に還元されてしまう（和辻二〇〇七a、一九、二五）。これに対して和辻哲郎は、人間であることの両義的性格に注意を促す。

人が本来社会的動物であるならば、間柄とか社会というものは人から引き離されるべきでない。人は個体的にあり得るとともにまた社会的であるところのものでなくてはならぬ。そうしてこのような二重性格を最もよく言い表しているのが「人間」という言葉なのである。（同上、二六）

すでに物心ついた頃には、あなたは「親」に対する「子」であり、「兄」に対する「弟」だったかもしれない。だからといってあなたの存在は、これらの与えられた間柄的存在に還元されてしまうわけではない。あなたは友人関係、師弟関係、夫婦関係など、新たな間柄を確立し、それを通して個体としての自己を形成していくからである。間柄的・社会的でありかつ個体的である「人間」の両義的性格がここに見てとられる。

「人間」という視角から、「死」はどのように捉えられるだろうか。「人間」の両義性に応じて、「死」は間柄における共同的な課題として、また同時に、各個の実存にかかわる問題として立ち現れるだろう。ただし和辻によれば、各個の実存的な問題であるに先立って、「死」は共同的・公共的な事柄である。じっさい「死」が共同的・公共的なものでないとしたら、わたしたちは「死」について語り合うこともできないだろう。

わたしたちは、「死」という言葉の意味を共有しており、それゆえ「死」について語り合うことができる。それどころか、自分たち——あなた、わたし、彼（女）——がいずれ死ぬことを理解している。だからこそ「死」は古来、哲学や宗教の中心課題であり続けてきたのである。なかでも古代ギリシア人は、人間を「死すべきものたち」、つまり「死すべき定め」(mortality) を共有する者たちと呼び、「死」という可能性のうちに人間の条件を見いだした。これらはいずれも、「死」が共同的・公共的な事柄であることの証左となるだろう。

以上のように、和辻によれば「死」は、「万人の参与し得る最も公共的な現象」である（和辻二〇〇七b、九二）。しかし、本当にそういえるだろうか。「死」は、はたして他者が参与できる事柄なのか。死ぬのはあくまで各個人であり、他のだれも代わりに死ぬことはできないのではないか。「死」は、生のあらゆる可能性を不可能にしてしまう可能性として、「究極の可能性」と特徴づけられる。各個はその「究極の可能性」と孤独に向き合うほかないのではないか。

「わたし」が「あなた」を看取るという場面を考えてみよう。その場合、今、ここで、死にゆくのは「あなた」であって、「わたし」ではない。「死」という可能性は、さしあたり「わたし」ではなく、「あなた」の生に現実化しようとしている。しかし「あなた」は、「死」という「究極の可能性」と向き合う苦悩を言葉にすることができる。そして「わたし」は、「あなた」の言葉を受けとめ、「あなた」の課題や苦悩を理解することができる。

それはひとつには、「かけがえのない一人と一人として出会い向かい合い話し合う」という「対話」の可能性が人間に開かれているからである（上田一九九一、九二）。もうひとつには、自分もいずれ死ぬこと、「死」が自分の生における可能性でもあることを、「わたし」が知っているからである。古代ギリシア人に倣えば、わたしたちはともに「死すべきものたち」なのである。そして「あなた」は、「死」という共通の課題を先立って引き受けるという点で、「わたし」の先駆者なのである。

なるほど今、ここで、死にゆくのは、「あなた」であって、「わたし」ではない。失われようとしているのは、「あなた」の個体的な生であって、「わたし」のそれではない。それゆえ「あなた」の「死」は、「わたし」の生における「究極の可能性」とはいえない。「あなた」の「死」が現実化したからといって、それによってただちに、「わたし」の生の一切の可能性が奪われてしまうわけではない。

しかし、かけがえのない「生」を奪われるという可能性に直面しているという点では、「あなた」と「わたし」は同じである。縁側に腰を掛け、庭を眺める二人のように、「あなた」と「わたし」とでは、座位と視座がすこし異なる。そのすこし異なった視角から、「わたし」は「あなた」の言葉を聴き、「死」にかかわる諸課題を共有する。このような仕方で「わたし」は、「あなた」の「死」

の可能性に共に向き合うことができる。

いや、それどころではない。「死」の到来とともに、「あなた」からは、「死」と向き合う可能性そのものが奪われてしまう。しかし「わたし」は、「あなた」の「死」を受けとめ、死別後もそれと向き合い続けることができる。場合によっては「あなた」の「死」は、「わたし」の「生」の土台を掘り崩してしまうかもしれない。

以上のように、「死」という可能性は、「あなた」と「わたし」の「間」で共有される。「あなた」の「死」は、「あなた」だけの問題ではなく、「わたし」の問題でもある。これにどのような態度をとるかに応じて、「あなた」と「わたし」それぞれの生き方（死に方）が形づくられていく。「死」は共同的な事柄であり、同時に、各個の実存にかかわる問題なのである。

古代ローマ人にとって「生きること」は、「人びとの間にあること」（inter homines esse）と同義であるという（Arendt 1998, 7）。それゆえ「誕生」は、「人びとの間にあること」を始めることを意味する。ある人の誕生とともに、新しいなにかが世界へ持ちこまれる。同様に「死ぬこと」は、古代ローマ人にとって「人びとの間にあることをやめること」（inter homines esse desinere）を意味する（ibid, 8）。「死」とともに、人は世界という舞台から退去するのである。

死にゆく者は、「死」の到来とともに、この世界から退去する。しかし看取る者は、去りゆく者を見送った後も、この世界にとどまる。では「死」の到来とともに、死にゆく者と看取る者は、永遠に分かたれてしまうのだろうか。別言すれば、「死」はあくまで生者と生者の「間」の出来事であり、生者と死者の「間」では成立しないのか。次節では、生者と死者の「間」に光を投げかけ、「人間」の出来事としての「死」の輪郭を見定めることにしよう。

4 生者と死者の「間」——世代間の出来事としての「死」

岡部と出会ってから数年後、ある遺族の方から話を伺う機会に恵まれた。彼女は、数年前に骨肉腫のため先立った大学生の娘さんのことを語ってくれた。話題は、娘さんの闘病生活、病気になってからの生活の変化、娘さんに先立たれてから今日までの暮らしなど、多岐にわたった。対話は数時間に及んだが、その間ずっと彼女は泣いていた。

自分の病気を知ってからというもの、娘さんは、同じ病気を抱えた人の手記や闘病記を読み、迫りくる「死」を受け入れる準備をしていたという。もはや長くは生きられないだろうが、家族の心痛をすこしでも和らげたいと願い、彼女は病床で本を読み続けたのだ。遺品にふれるたび、遺された日記や愛読書に目を通すたび、母は涙をこらえることができない。娘さんの部屋は、まだ片づけられないという。

この母親にとって、娘の「死」は現在の出来事なのだ。娘の日記を読み返すという行為を通して、母親は娘と出会いなおす。それとともにかつての娘の生における「可能性」（かつて〜ができた）が立ち現れる。そこから現在の「不可能性」（もはや〜ができない）が照らし出される。このように現在の「不可能性」と向き合うからこそ、母親は涙をおさえることができない。自分の意思を超えたところで、激しい情動に見舞われるのである。

母親が日記を読み返すたび、忘れていた出来事や知らなかった出来事が立ち現れるだろう。既知の出来事が新たな出来事と結びつけられて、受けとめなおされるだろう。娘の書いた日記を母が読み返すという、書き手と読み手の共同行為とともに、その都度「死者の物語」が語りなおされ、母親は娘と出会いなおす。「死」はその都度、現在の出来事として生起するのである。

このように「死」は、生者（遺された者）と死者（先立った者）の「間」で、その都度、生起する。しかも、ここでいう「死者」は、「死者の記憶」という主観的・心理的な現象に還元されない。たんなる「記憶」であれば、時の経過とともに風化するから、それを保守するためには、生者は相当の努力をしなければならない。それに反して「死者」は、たとえば母親が自宅に残された娘の部屋に入るたび、日記を開き、その遺品にふれるたび、空間（部屋）と事物（遺品）の「履歴」を介して呼び出される。生者の意思や思惑を超えて、「死者」は立ち現れるのである。

「私」の主観のうちに回収されず、そこで完結した像を結ばない者、そのような者は一般に「他者」と呼ばれる。そのかぎりで「死者」は、「他者」と呼ばれて然るべきであろう。現にわたしたちは、たとえば故人の遺品を整理する場合に、「既知と思っていた人が突然未知の他者として迫ってくる」という経験をすることがある。死者は、生者と同様、他なる者として、その都度、新たに出会われるのである。

死者との出会いは、事物や空間の履歴を介して生じるから、生前の面識の有無にかかわらず、その「履歴」を告げる事物や空間が残されているかぎり、死者との出会いが広く可能となる。さらにその「履歴」を通して、死者の生における「可能性」（かつてできたこと）と「不可能性」（もはやできないこと）が浮かび上がるとき、「死」は現在の出来事として、生者と死者の「間」で生起する。かりに生者と死者の世代が隔たっていたとすれば、それは「世代間」の出来事となる。

たとえば古い家屋の倉庫を整理していて、曽祖父の遺書を発見したとしよう。遺書には、故人が果たせなかった悲願が書かれていた。三代前の祖先は、自分の人生でそれを実現したいと願っていた。曽祖父の悲願は、彼の生における「可能性」だった。しかしその願いは、曽祖父の生においては叶えられず、「不可能性」と化していた。

もし遺書を発見した曾孫がその悲願を引き受け、自分の生において果たそうと歩み始めるならば、「不可能性」はふたたび「可能性」に転化する。それは曾孫にとって、新たな生の「可能性」を手にしたことを意味する。それとともに故人の生の「可能性」は、個人史的な枠組みから解き放たれ、「世代サイクル」という拡がりのうちに移しおかれる。「世代間」の出来事としての「死」においては、生の可能性／不可能性の「継承」と「生成」が同時に生じるのである。

今日の社会でも、特定の人たちに宛てて遺書が書かれるとき、あるいは不特定多数を対象に、インターネット上で闘病記が配信されるとき、そこには潜在的にではあれ、この種の「継承」と「生成」に対する願いが込められていると考えられる。

生の可能性／不可能性の「継承」と「生成」という視角からは、遺書や遺品にかぎらず、死者の「履歴」を伝える事物と空間が、文字通り「かけがえのない」ものとなる。日常生活においてあたり前のように接している事物、身をおく空間、それら一つひとつが比類のないものなのである。

これら事物や空間を通してわたしたちは、生者はもとより、死者の履歴にふれる。逆に事物や空間の履歴は、世代サイクルにおける自らの位置をわたしたちに示し、各人の生の課題について新しい理解をもたらす。事物や空間は表現的に――自らの履歴を告げ知らせつつ――立ち現れるのである。それを受けとめながら、当の事物や空間とかかわり合うという仕方で、わたしたちは歴史的な世界を創造していく。歴史的世界の創造的な要素となるため、わたしたちは、なにもすぐれた作品を制作する必要はない。ある空間のうちに身をおき、日常生活を営むことを通して、わたしたちは常に、すでに、歴史的な世界を形成しているのである。

こうして考えると、今、ここに、他のもの（者・物）と共に在ることの奇蹟（wonder）、そのかけがえのなさに、わたしたちは目を見張らざるをえない。生を享けたばかりの子どものように、この奇蹟に驚き、今にも世界に別れを告げる者のように、このかけがえのない出会いをいとおしむこと、わたしはそれを在宅緩和ケアの現場から学んだのである。

5 死すべきものたちの責任と連帯――結びにかえて

「現場を開放する」という約束通り、岡部はわたしを連れまわした。やがて岡部とわたしは、プライベートでも多くの時間を共に過ごすようになった。毎週のように一緒に飲み、山を登りながら、わたしたちは、生きること、死ぬこと、看取ることをめぐって、また宗教、哲学、文芸、音楽について、徹底的に語り合った。

「死」をテーマにしたフィールドに魅せられたわたしは、哲学研究室内外の友人たちを次々にタナトロジー研究会に勧誘した。研究会には哲学、宗教学、日本思想史、社会学、民俗学、教育学、国文学など、多種の専門領域から若手研究者が参集し、農学、理学、工学の研究者や葬祭業者も加わるようになった。

二〇〇六年四月、わたしは仙台を離れた。しかしそれ以降も、タナトロジー研究会に通い続けた。研究会の翌日は「岡部村」――患者や家族（遺族）が自由に集まれるように、秋保温泉の裏手の五〇〇〇坪ほどの土地を岡部が買い取り、仲間たちとともに開拓した場所――で、岡部とともに一日を過ごした。

岡部は二〇一二年九月二十七日に逝去した。その年の六月二十四日、わたしは岡部の自宅を訪問した。話は尽きず、対話は八時間ほどに及んだ。このとき岡部は、死にゆく者に対する「差別」に悩まされていた。自宅に見舞いに来る知人たち、とりわけ同年代の医師たちから、「なぜ健康診断を受けなかったんだ」としばしば詰問されたという。「医療関係者には会いたくない」と、岡部は嘆いていた。

岡部は以前から、健康診断を受けることを忌避していた。体調が悪化してからも、なかなか受診しようとせず、胃がんの発見が遅れた。「なぜ健康診断を受けなかったんだ」という発言には、「早期発見していれば、がんを治療できたのに」という思いが込められている。それは岡部を思いやる発言のように聞こえる。なぜ岡部はこれに傷つけられたのだろうか。

「早期発見していれば、がんを治療できたのに」という発想は、「健康診断を受けなかったから、がんの発見が遅れ、有効な治療ができなかった」という認識を前提にしている。「あなたは健康診断をきちんと受けなかったため、死ななければならない」のに対して、「わたしは健康診断をきちんと受けているから、死ななくて済む」という自他の差別化がここには隠されているのだ。

「死」は、「あなた」と「わたし」の「間」の出来事ではなく、「あなた」の問題に還元されてしまっている。「あなた」と「わたし」がともに死すべきものであることは忘失されている。それと同時に、「ケアする者」としての人間の可能性は捨て去られ、相手を「ケアする者」として受けとめる姿勢も投げ出されている。おそらくここに岡部は冷酷さを認めたのだ。

岡部は「死の平等」をよく口にしていた。死なない者は一人として存在しない。死の前では、だれもが平等なのだ。「死」という共通の課題を負う者として、「あなた」と「わたし」は学び合い、支え合うことができる。「死すべきものたち」として、それゆえ同じ脆さと傷つきやすさを抱え、苦しむ者たちとして、人間は「連帯」の可能性に開かれているのである。

なるほどここで死にゆくのは「あなた」であって、「わたし」ではないかもしれない。その意味で「あなたは、あなたであるから意味がある」のであり、「わたしは、わたしである」という覚悟が求められる（鈴木二〇一一、二二三）。それでも「わたし」は、「あなた」との間に橋を架けようと試みる。その試みを「ケア」というのだろう。

かりにそれが見ず知らずの他人であったとしても、深刻な課題を抱える者や苦悩に苛まれる者の前で立ち止まり、その者の言葉に耳を傾ける。そのように相手に対して自分を開くことから、「ケア」という営みは始まる。相手が終末期の病者であるならば、相手に対して自分を開くためには、「死」に対して自分を開かなければならない。その意味で緩和ケアは、「死」をテーマとする「たまらないフィールド」なのである。

岡部は、一人ひとりの患者の「生」と「死」と正面から向き合っていた。だからこそ岡部は、医師の職分を限定的に捉え、「チームケア」の意義を強調していた。一人ひとりの人生は異なっており、それを支えるためには、多様な視点と技量が必要になる。「ひとりで全部できないから、チームを組むんだ」というのが彼の口癖だった。彼は、一人ひとりの患者とチームスタッフに対する責任感に突き動かされていた。

彼は、枝葉を拡げて、広大な地平を守備する役割を引き受ける大いなるものたちの一人である。人間であるとは、まさに責任をもつということだ。人間であるとは、自分に関係すると思われない悲惨に面して、恥辱の念を抱くことだ。人間であるとは、僚友が勝ち得た勝利を誇りとすることだ。人間であるとは、自分の石をそこに据え、世界を打ち建てることに貢献していると感じることだ。

（Saint-Exupéry 1939, 47）

人間は、間柄的・社会的存在であり、同時に個体的な存在である。それに応じて「死」は、間柄における共同的な問題であるとともに、各個の固有な課題である。「死」の前に平等であるからこそ、人間は「連帯」の可能性に開かれている。同時に、「死」が各個の固有な課題であるため、人は時にそれを負いきれなくなる。そのようなとき「あなた」は、「わたし」に呼びかけるのだろう。「わたし」はケアする者として、死すべきものとして、つまり人間として、それに応える（response）。

死すべきものの「責任」(responsibility) は、そのような仕方で果たされるのである。

3

土地における「生」の継承
——死者と共にある農村との出会い

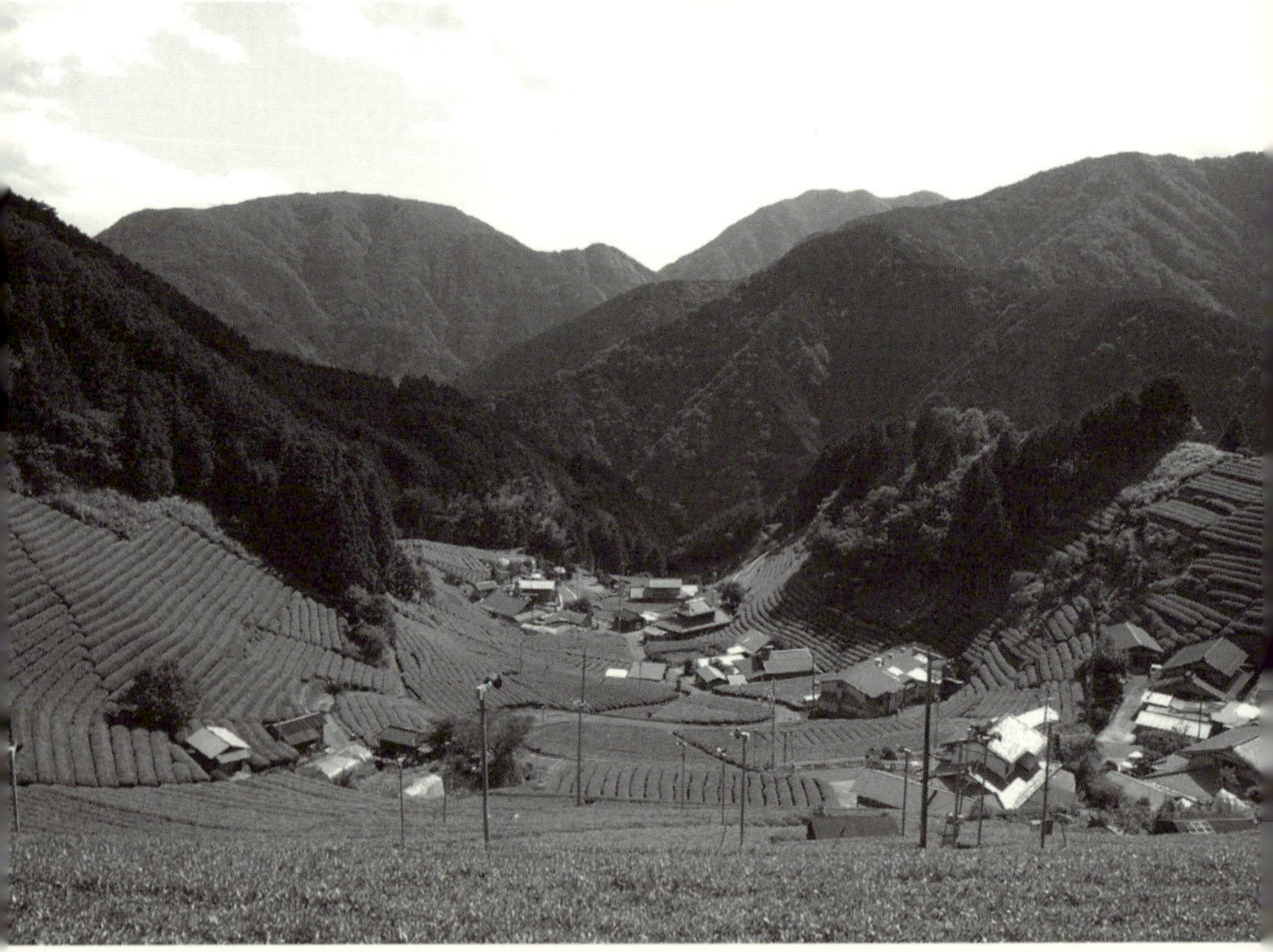

事物の秩序のうちにあるとき、死はとても温和だ。それはたとえば、プロヴァンスの老いた農民が自らの代の終わりに、持ち分のヤギとオリーブの木を息子たちに譲り渡し、息子たちも順に従って、持ち分を息子の息子たちに譲り渡すような場合である。農民の家系においては、人は半分しか死なない。各々の存在（existence）は順番がくると莢《さや》のように割れ、種子を受け渡す。（Saint-Exupéry 1939, 176-7）

1 「農」という生き方――農家の老人たちが問いかけるもの

在宅緩和ケア医の岡部健と出会い、わたしは終末期患者の自宅を訪れるようになった。患者のなかには、長年にわたり農業に従事してきた者も少なくなかった。彼（女）らとの出会いを通して、わたしは新たな問いへ導かれた。

ある日、四十代の在宅緩和ケア医から、七十代の担当患者について相談を受けた。その患者は入所したホスピスの宗教・文化色に違和感を覚え、「家へ帰りたい」と訴えていた。病状が思わしくないという理由から、ホスピスの主治医は反対したが、患者の意志は固く、家族は患者を自宅へ連れて帰った。自宅に戻ると、患者は裏庭へ出て土にふれた。それから驚異的な恢復《かいふく》を見せ、農作業に従事するようになったという。

その後、訪問診療に同行した際、わたし自身、同じような光景を目のあたりにした。八十代の女性患者は、病状がかなり進行し体力も衰えていた。しかし彼女は家族の制止をふり切り、手押し車を押しながら、裏の畑へ出ていった。

医師によれば、これらはけっして珍しいケースではないという。ただそれをどう受けとめたらよいのか、わからない。そこでわたしの見解を聞きたいという。手探りの対話的探究が始まった。

わたしたちは、まず「土」に着目した。「土」には、なにか特別な力が秘められているのか。土にふれることで、老人たちは癒されたのか。たしかに人には、土にふれると癒される、健やかになるという一面があるようだ。だからこそ園芸療法や園芸福祉が試みられるのだろう。では老人たちにとって「土」がもつ意味は、セラピー的効果に還元されてしまうのか。いや、土ならばなんでもよい、というわけではないはずだ。じっさい老人たちは自宅に帰って、裏の畑の「土」にふれることを望んだ。それは自分が生きてきた土地、世話をしてきた畑の「土」である。

老人たちは若い頃から農業に従事してきた。農業とは、植物や動物を注意深く世話し育てる営みである。(1)それを通して人間は、大地の恵みに与るのである。そのためには所定の技芸・作法（art）が要求される。それを祖父母や父母から学び、老人たちは作物や野菜を育ててきた。畑一面の実りとそれを可能にする「土」は、世代を跨いだ丹念なケアの結実なのである。

ここで老人たちは、「農」という営みを通して、最後まで「ケアする者」（homo curans）であり続けようとしている。老人たちが最後まで手放すことができないもの、それは「農」という生き方なのである。

「農」は「土地」から切り離せない。それは語源からも窺われる。「農」という漢字の原義は、「田」を「耕す」ことにある（白川二〇〇七、七〇〇）。「農業」を表すドイツ語（Landwirtschaft）は、「土地」（Land）と「経営」（Wirtschaft）という語から構成される。英語やフランス語の場合も、ラテン語源に遡れば、「農」（agricultura）は「土地」（ager）の「文化」（cultura）という語義をもつ。「文化」（cultura）というラテン語は、「手入れの行き届いた」「洗練された」という語義の形容詞（cultus）に、さらにこの形容詞は「耕す」「手入れする」「住む」「祀る」「敬愛する」などの意味をもつ動詞（colere）に由来する。

これらの語源から、「農」と「文化」の次のような関係が浮かび上がる。その土地に住み、敬愛の念を抱きつつ、農地を耕し、神々を祀る、こうした農的な営みを通して、「土地」固有の「文化」が形成される。「農」は（少なくとも農耕）「文化」の基点にあり、「文化」を形づくる役割を担っているのである。

「文化」の形成は、「自然」への介入と表裏一体である。現に人類は、野生植物を栽培し、野生動物を家畜化することで、「自然」を飼いならしてきた（domestication）。「農」の営みを通して、「自然」という秩序のうちに、人間的な「世界」の足場を築いてきた。多種の「文化」はその副産物といってよい。
「農」の営みは、「自然」と「世界」の境界に位置し、両者を橋渡しする役割を担う。それゆえ「農」に携わる者は、自らの「生」と「死」を人間的な「世界」のうちで完結させず、「自然」の営みのうちにおき入れようとする。しかも、冒頭の老人たちは終末期病者である。「死」が迫り、「生」が終焉を迎えようとしていることを十分に自覚している。自身の「生」と「死」を「自然」のうちに置き入れるため、老人たちは最後の力をふり絞って、畑へ出るのではないか。

もしそうだとしたら、ここでは、人間と自然の根本関係が問われている。「生」と「死」をどう理解するかという死生観の問題は、「自然」の全体的な働きをどう受けとめるかという自然観の問題と関係する。それゆえ「自然」について学ぶことなしに、「生」と「死」の理解を深めることはできない。「死とともに生きることを学ぶ」ためには、「自然」とのかかわりに身をおく必要があるのだ。

在宅緩和ケアの現場での探究的対話を通して、わたしはこのような結論に導かれた。「自然」の営みのうちに自らの「生」と「死」を置き入れることを学ぶため、わたしは農村を訪ね、農作業に従事するようになった。またこれと並行して、マタギ小屋に泊まり、マタギの背中を追いながら白神山地を歩いた。

マタギとの出会いについては次章でとりあげることにして、本章では、ある農村へ足を運び、わたしが学んだことを主題化する。そこでわたしは死者をふくむ農的共同体と出会い、土地に根ざした「生」の継承という出来事を目のあたりにした。「生きる」という営みは、土地においてどのように受け継がれるのか。土地に生きるとは、人間にとってなにを意味するのか。ある農村との出会いをふり返りながら、これらの問いと向き合うことにしよう。それを通して「よく生きる」という哲学の伝統的な課題に新たな光が投げかけられるだろう。

2 土地へのまなざし——安倍川上流の農山村へ

二〇〇七年四月、わたしは安倍川上流の「大代《おおじろ》」という集落へ向かった。静岡大学農学部に着任してから、一年が経っていた。静岡大学農学部は、静岡市葵区梅ヶ島地区の大代集落と提携し、「農業環境フィールド教育」を立ち上げるところだった。最初の「体験訪問」が企画され、わたしは他の教職員や学生たちとともに、集落へ足を運んだ。

静岡市の市街地から安倍川沿いに一時間半ほど車を走らせた。梅ヶ島小学校・中学校を過ぎたところで県道に別れを告げ、乗用車一台がなんとか通り抜けられる細い山道に入った。進行方向右手は絶壁で、左手下方には安倍川の支流（濁川）が流れていた。左手前方には二王山を望んだ。十五分ほどすると、突如として視界が開け、急斜面に茶畑が広がる集落が現れた。それが標高七〇〇メートルの集落との出会いだった。

わたしは農村で自然とのかかわりを学び、自分なりの自然観と死生観を確立したいと願っていた。そのために農家の人たちとともに農作業に従事する用意ができていた。ただ死生観と自然観を接合するという大きな目標を達成するためには、それにふさわしいフィールドを慎重に選定しなければならない。「体験訪問」はわたしにとって、「下見」の第一弾という位置づけにすぎなかった。

しかし、最初の数回の訪問を通して、わたしは大代という土地とそこに住む人びとに魅了されてしまった。気づいたときには、わたしは、学生たちとともに農作業に打ち込み、住民たちと親交を深めていた。毎週のように集落へ通い、夏休みには一週間ほど泊りこみ、炎天下で農作業に従事した。

わたしはなにに魅せられたのだろうか。農作業そのものが楽しかったことは間違いない。ただ集落全体が傾斜面に位置するという地理的条件もあり、集落の中心的な生業は茶業と林業だった。仙台在住時代に、宮城県内の農村で稲作の楽しさを知ったわたしは、できれば米づくりに携わりたいと願っていたから、その点ではむしろ大代の評価は低かった。わたしが魅せられたものは、農作業以外にもあった。

それはひとつには、大代の人たちとの出会いである。住民たちは、まるで自分の孫や子を迎えるように、学生と教員を迎え入れてくれた。「こういう土地にこんなふうに生活している人間がいることを知ってほしい」、かりにこの土地を離れても、「ここで学んだことを思い起こし、自分たちの生活の場で活かしてほしい」、と住民たちは口にした。

あるリーダー（志村秀範）は「大代のような過疎の農村が変われば、日本の農業が変わる」と熱く語った。「自分の村の活性化に力を貸してほしい」というのでない。「自分たちの生活にふれ、農村のおかれた現状を知ってほしい。一緒に打開策を考え、共に生きてほしい」というのだ。それを裏書きするように、「打開策を見つけたら、情報を公開して全国の農村で共有しよう」と彼は口にした。

その志にわたしは打たれた。農作業を手伝い、自然とのかかわりを学びながら、この集落の人たちと共に生きていく道が見つかるならば、こんなに素晴らしいことはない。わたしはこの土地で農作業に励みながら、「共に生きる」道を探求することに決めた。

もうひとつには、わたしは土地の「文化」に魅了された。この点では、もう一人の集落リーダー（志村春男）から、多くのことを教えてもらった。初めての夏、集落から離れた場所にあるわさび田で作業するため、わたしは彼に同行した。作業の合間に、彼は渓流でイワナ釣りの楽しみを教えてくれた。その場で作り上げた棹に釣り糸を結わい、土から掘りこしたミミズを餌にするという、きわめて簡素な仕掛けだった。昼食時には、杉の枯葉で火をおこし、裏庭でとった野菜（茄子、南蛮、とうもろこし）を焼き、味噌をつけて食べた。直火で焼き、手で皮を剥いて食べる茄子は、想像以上においしかった。この食べ方で茄子が好きになった子も少なくないと、この集落リーダーは誇らしく笑った。「山の生活の楽しさを知ってほしい」というのが彼の口癖だった。

彼は「蜂名人」として知られていた。近隣の集落で蜂の巣が見つかると電話が入った。蜂たちが巣に戻る時間を見計らって、巣を包むビニール袋を携え、彼は出かけていった——わたしも同行し、カッパをかぶり助手を務めたことがある。わたしたちが集落を訪れるたび、彼は採集の様子を生き生きと語り、油で炒めた蜂と蜂の子（幼虫）をご馳走してくれた。驚きながら、わたしたちが相伴《しょうばん》にあずかるのを、楽しそうに眺めていた。

ある晩、彼はわたしを友人のところへ案内した。「マムシ名人」として知られる友人は、マムシの蒲焼とマムシ焼酎をふるまってくれた。マムシ捕りの体験談を聞き、マムシ焼酎をおかわりし、おみやげのマムシをもらって帰ることになった。携行する都合からマムシを解体しようとしたところ、マムシ名人は、マムシの原形をとどめておくことに固執した——「解体してしまったら、本当にマムシを捕まえたのか、わからないじゃないか！」。名人一流の「誇り」がここに見てとれる。

別の日、わたしは茶畑を耕していた。教えられた通りに、「草」（雑草）を土から引き抜き、畑の外に放り投げた。すると、それを目にした蜂名人が声をかけてきた——「それはコンニャクだから、抜かないでいいんだ」。なるほど言われてみれば、それは高さ三〇センチほどに生長しており、周辺に一群が自生している。コンニャクという植物を見るのは、それが初めてだった。

コンニャクはもはや商品作物として栽培されていないが、かつて大代はコンニャクの有力な産地だった。手をかけて栽培しているわけでもないのに、今でも毎年、コンニャクが顔を覗かせる。「農」

という営みを通して、集落の人たちは「土地の履歴」と遭遇する。そして前世代から受け継いだ技芸・作法（art）に基づいて、地下茎から自製して、コンニャクを共に食べるのである。

この土地では、持続的に営まれてきた茶業は別にして、社会・経済的状況の変化とともに、多種の生業──炭焼き、製紙業、シイタケ栽培、コンニャク栽培、養蚕など──が興廃の歴史を重ねてきた。その生活史は、しかし、たんなる過去の史話やエピソードにとどまらない。集落の歩んだ歴史は、土地に履歴として刻みこまれており、それが「農」という営みを通して現出するのである。

生業活動（subsistence activity）は、たんなる生計維持の手段以上の豊かさを秘めている。それを如実に示すのが、文化人類学や民俗学において「マイナー・サブシステンス」（minor subsistence）と呼ばれる営みである。それは主要な生業の陰に隠れながら、「それでもなお脈々と受け継がれて」きた、「副次的ですらないような経済的意味しか与えられない生業活動」であり、「たとえ消滅したところで、その集団にとっても、当の生計をともにする単位世帯にとっても、大した経済的影響を及ぼさないにもかかわらず、当事者たちの意外なほどの情熱によって継承されてきた」ところに特徴がある（松井 一九九八、二四八）。

なぜ当事者たちは、部外者から見て「意外なほどの情熱」を注ぎこむのか。理由のひとつは、「自然との密接なかかわり」がもたらす「楽しみや喜び」にある（同上、二五二─三）。「山の生活の楽しさを知ってほしい」という蜂名人の言葉は、それを裏づけてくれる。もうひとつには、マイナー・

サブシステンスは、「技芸の習得」とそれが生み出す「誇り」をともなう。わたしたちはそれを、マムシ名人のこだわりのうちに確認することができるだろう。

主要な生業と比べれば、マイナー・サブシステンスは、わずかな経済的意味しかもたない。しかしそれでも、それが生業であるかぎり、マイナー・サブシステンスは広義の経済活動と位置づけられる。それに対して農村生活には、まったく経済的意味をもたないにもかかわらず、脈々と受け継がれてきた活動がある。

たとえば、わたしが小学生（当時）の娘とその友人を連れて集落を訪れた際、蜂名人は仕事の合間を縫って、彼女たちに竹笛をつくる手ほどきをしてくれた。笛のつくり方はいたってシンプルである――土地に自生する樹木の枝を削り、篠竹の葉を差し通すだけ。しかしそれは、子どもたちを喜ばせるのに十分だった。彼女たちは、笛を手にしてから自宅に戻るまで、狂喜して笛を鳴らし続け、帰宅後も、家族や友人にそれを誇らしげに見せてまわった。

なるほど笛つくりは「遊び」である。しかし遊びは、「土地」とのかかわりのなかで継承されてきた「文化」のひとつであり、その土地での「生」のあり方を継承する重要な役割を担っている。竹笛の作り方は、蜂名人が子ども時代、他の子どもたちとともに、土地の年長者から習得したものだという。彼はその技芸を今日の町の子どもたちに伝承し、土地の「遊びの文化」を共有してくれたのである。

この土地では、生活の基本的な営みが「自然とのかかわり」のうちにある。自然との密なかかわりから生まれる喜びや楽しみが尽きない。技芸や作法の伝承とともに、土地に根ざした生活・生き方が継承され、「土地の文化」――それは主要な生業から遊びまでの広がりをもつ――が花を咲かせるのである。

3　死者と共にある農村――土地に根ざした共同性

集落の生活は、数世代にわたって同じ土地に家屋を構え、先人たちが拓いた農地を耕すという仕方で、営まれてきた。土地の人たちが切り出し、木材として売る杉や檜にしても、先立つ世代が植林したものにほかならない。現世代が住まう家屋の位置とつくり、集落全体のつくられ方を通して、現在の生活を支える歴史、その歴史を担ってきた先人たちの生が立ち現れる。

主要な生業の舞台である茶畑も例外ではない。群馬県上野村に生活の拠点をおく哲学者の内山節は、畑について次のように語る。

村に暮らした先輩たちが、木を伐り、根を抜き、石をどけて、ここに畑をつくった。そして、土を耕しつづけた長い時間が、この場所を良好な畑に変え、いま私はその基盤の上で作物をつくっている。誰が畑を拓いたのかも、この畑とともにどんな人々が暮らしていたのかも私は知らない。それなのに、畑の土が掘り起こされるたびに、私はここには歴史があり、畑をめぐる物語が積み重なっていると感じる。(内山二〇〇五、二六―七)

「畑をめぐる物語」、それは名前も知らない先人たちの「生と死の物語」である。「わたしの生」が多くの先人たちの「生と死」の上に成り立っていることを、土地の履歴が教えてくれるのである。本節ではこのような視角から、土地における「生」の継承に迫っていくことにしよう。

集落の入り口から尾根方面を見上げると、かつて天神社の拝殿がおかれていた「天神山」が目に入る。伝承によれば戦国時代、武田信玄への使者として立てられた梅地村(旧志太郡)の築地弥三郎という人物が当地にさしかかったところで殺害された(静岡県立静岡高等学校郷土研究部一九八〇、五六)。その怨霊が祟りをもたらしたので、鎮魂のために祀られた。それが天神社の起源とされる。

土地の人たちは今でも盆明けに、尾根筋の辻堂に集まり、死者を供養する。辻堂の前でしばし足をとめ、唱え言を口にするたび、この場所で命を落とした者の無念な最期が、四〇〇年以上の時間を超えて立ち現れる。また死者を囲むその集いを通して、土地に根ざした共同性がその都度、新たに形成される。死者と生者を結びつけ(ligare)、それを通して生者と生者を改めて結びつける(religare）という宗教（religio）の原義的な働きを、ここに見ることができるだろう。

「天神山」への参道にあたる場所——集落の入り口から正面上方に位置する——には、小さな社が建っている。伝承によれば文化十年（一八一三年）、集落に熱病が蔓延し、多くの村人が病床に臥したという（志村一九八二、二五—七）。そのうちの一戸では、夫の病状がとりわけ重篤で、予断を許さない容態にあった。妻は献身的に看病したが、夫はいっこうに恢復せず、やがて妻は天神社に三七二一日のはだし参りを始めた。

ちょうど満願の日、雲水の姿をした老僧が門口に立ち、「病人のいるというのはこの家か。わしは天神様のお使いで、その病気を治しに参った。どれ診て進ぜよう」と言うなり、家のなかに入り、高らかに「南無妙法蓮華経」と唱え、加持祈祷を行った。すると病は不思議とよくなったという。

僧はその後もしばらく村に滞在し、信心の大切さを説きながら、村中の病気を診てまわり、農作業に関する助言を与えた。やがて僧が村を去る日がきた。村人たちは山道を同行し、井川峠まで見送りに出た。別れの挨拶をかわすと、僧は風のように消え去ったという。村人たちは天神様の使いと感謝し、小社を建て「妙法神様」と名づけて祀ったそうである。

集落住民は現在でも、毎月二十四日にお堂に集まり、感謝をこめて題目を唱える。集落の高齢化が進み、参加者は減少しているが、月例の集会が今日まで開かれてきたことに驚かされる。題目を唱えるたび、集落の現在の生活に江戸初期の出来事が現出する。いや、題目を唱えずとも、集落全体を見下ろす「妙法神様」の社が江戸時代の名も知らぬ僧の存在を告げている。

さて前述した（尾根伝いの）辻堂の右手には、墓所が隣接する。茶畑での作業の合間、腰を伸ばし顔を上げると、墓石が目に入る。集落の礎を築いた先人たちが現在の集落の生活を見守っていることに気づかされる。これに感嘆したわたしは、お茶の時間に七十代の老人に語りかけた――「いいところにお墓がありますね。お爺さんもあそこに入るんですか」。老人はにっこりと頷いてくれた。

茶畑で働いていて、もうひとつ気づいたことがある。各戸が作業する畑の区画割りが不規則なのだ。不思議に思い、その理由を尋ねたところ、次のような回答が返ってきた。ひとつには、離農した世帯や集落を離れた世帯の畑を、残った世帯で預かり、作業しているからだという。もうひとつには、賭けに負けた担保として畑を取られたためだという。

かつての集落は、娯楽の機会に乏しかったため、村人たちは晩になると花札に興じたという。負けが続き、手持ちがなくなると、畑を賭ける者もいた。負ければ、担保の畑を取られた。

茶畑の不規則な区画には、先立つ世代の生の履歴が刻印されている。作業の合間に腰を伸ばし、顔を上げると、花札に興じた当人たちの墓所が姿を見せる。それを眺めながら先人たちの愚行を嘆くたび、当人たちの「生」が現出する。土地に根ざした暮らしにおいては、死者がいたるところに現在する。死者は生者とともに、農的共同体を形成しているのだ。

現世代は、過去世代から生活と生き方を受け継いでいる。過去世代も、自分たちの生活と生き方が受け継がれることを前提に、「生」を営んできた。じっさい前世代は、次世代が自分たちと同じように山に入り、材木を切り出すと考えて、スギやヒノキを植林したはずである。ひと度この前提が崩れてしまえば、林業という営みそのものが成立しなくなってしまう。

同様に、未来世代は現世代の生活と生き方を受け継ぎ、未完の課題を成就してくれるだろう。土地に根ざした共同体は、この前提のもとに成立している。この共同体は、すでに存在しない者（死者 the dead）だけでなく、未だ存在しない者（未出生者 the unborn）をメンバーとして含むのである。

土地の共同体に帰属するかぎり、その「死」はとても温和である。各人は死者になっても共同体に帰属し続け、後続する世代と共にある。生者と死者は土地に根ざした共同性、それゆえ世代を跨ぐ共同性により結び合わされているのである。

4　「よく生きる」ことを問いなおす

わたしたちは試行錯誤を重ねながら、自分なりに「よく生きる」ことを探求している。大代の住民にしても、たんに生計を立てる、つまり「ただ生きる」ためであれば、「過疎」の集落を去り、農業を捨てて、都市で働き口を見つければよいはずだ。それにより労働時間は確実に減るだろう。

年間所得も増えると思われる。しかし住民たちは、先人たちが拓き、改良を重ねてきた土地にとどまり、前世代から継承した「生」を次世代に譲り渡すべく奮闘している。それは土地での暮らしに、住民たちが「よく生きる」可能性を見いだしているからだろう。

大代という農村では、「よく生きる」という課題が土地のコミュニティのうちで受けとめられ、世代継承されてきた。土地における「生」の継承は、「よく生きる」という課題を包含するのである。

「よく生きる」（eu zēn）ことは、古代ギリシア以来の哲学の中心課題である。しかしそこでは「よく生きる」ことが人間に限定された課題、しかも各人の個体的な課題と位置づけられてきた。人間以外の生物が「よく生きる」可能性や「よく生きる」ことの世代継承性は、基本的に度外視されてきたのである。さらに、「よく生きる」ことを支える場所的な基盤に、光が投げかけられることもなかった。

そうだとしたら、土地に根ざした「生」は、「よく生きる」という哲学の伝統的命題に新たな理解をもたらす可能性を秘めている。本節では、こうした視角から「よく生きる」という課題を究明する。

プラトンは師ソクラテスとともに、「大切なのはただ生きることではなく、よく生きることである」（Platon 1900, 48b5-6）と主張する。では「よく生きる」とは、どういうことか。「ただ生きる」と「よく生きる」の違いはどこにあるのか。ソクラテスは「吟味なき生は人間にとって生きるに値しない」

という確信のもと、対話を通して、自他の生を吟味した（ibid, 38a1-8）。これを踏まえれば、「ただ生きる」と「よく生きる」の区別は、各自の「生」に対する吟味の有無に求められる。「吟味なき生」は、「善の探究を欠いた生、本能的衝動の赴くままに、動物的にただ欲望を満足させながら生き続けていくだけの生」と特徴づけられる（岩田二〇〇五、六三―四）。このようなあり方を脱するため、対話を通して、各自の「生」を吟味することが推奨されるのである。

それに対してアリストテレスは、「生きる」（zēn）という生物に共通する現象から考察を立ち上げる。そのうえで植物における「栄養摂取」や「成長」、馬・牛など「すべての動物」に見られる「感覚」の働きを、人間の生のうちに見てとる（Aristoteles 1894, 1097b33-98a3）。しかし人間の生の固有性は、最終的に「ロゴス」（logos）――さしあたり言語・思考――に依拠した実践に求められる（ibid, 1098a3-4）。こうしてアリストテレスは、「動物のうちでは、ただ人間だけがロゴスをもっている」という認定のもと、人間を「ロゴスをもつ動物」（zōion logon echon）と特徴づけるのである（Aristoteles 1963, 1253a10-11）。

もっぱら生命維持や自己保存に追われるのでなく、その都度「よい実践」（to eū prattein）を選びとり、「よい生」（to eū zēn）を実現することのうちに、アリストテレスは人間の「卓越性」（aretē）を認める（Aristoteles1894, 1095a19）。この種の卓越性を発揮しようと、人はたとえば目標を立て、それを達成するための方途や計画を練り、具体的な実践に携わる。こうした仕方で「よい生」を実現するためには、言語・思考（logos）の力が不可欠だろう。しかも各個の人間としての卓越性は、古代ギリシア人にとって、言語を通して広く公示されるべき事柄であった（Arendt 1978, 48-9）。

以上の通り、古代ギリシアの哲学者たちは、ロゴス（言語・思考）を駆使する能力の有無によって、人間と動物の間に明確な一線を引く。それによって、人間以外の動物と植物から、「よく生きる」主体としての資格が剥奪されてしまう。ロゴスを欠落する動物は、しかし、「よく生きる」ことと無縁と断言してしまってよいのか。この問題について検討し、「人間としてよく生きる」という課題に、異なった視角から光を投げかけることにしよう。

5 人間としてよく生きるということ

プラトン・アリストテレスによる人間と動物の区別は、神の像（imago dei）というヘブライ・キリスト教的な人間観と融合し、中世以降の西洋思想に広範な影響を及ぼす。それを通して「人間はたんなるヒト〔動物の一種〕ではない」（日高二〇〇六、一四一）という強固な信念が形成される。それとともに哲学と生物学の相互啓発的な対話は阻まれ、人間についての根本的な省察が妨げられてきた。

たしかに人間のロゴスを欠いた場合、人間に固有な卓越性は開花せず、人間として「よく生きる」ことは難しいかもしれない。しかしロゴスの原義に立ち返るならば、すべての動物は広義のロゴスをもつといってよい。

「ロゴス」（logos）というギリシア語は、言語、理由、説明、理性、根拠、関係、比例など、多義的な意味をもつ。しかしその原義は、「拾い集める」という意味をもつ動詞（legein）に求められる——legein の語義は、Auslese（選り摘み）に見られるように、ドイツ語の動詞 lesen（文字を拾い集める、すなわち読む）に受け継がれている（Heidegger 1953, 132-3）。

たとえば四葉のクローバーを拾い集めるとしよう。あなたはその場合、雑多な草花が生い茂る野原からクローバーの繁茂するエリアに狙いを定め、もっぱら葉数に関心を寄せながら、クローバーだけを精査するはずである。また街角の壁の落書きを文字として見分けるとき、あなたは文字として認知できる部分だけを拾い集め、判読するはずである。なにかを拾い集める（legein）とき、人は特定の関心のもと、眼前の集積に切れ目を入れ、分節化している。

このようにロゴスの原義は「分節化」にある。この意味での「ロゴス」の機能であれば、人間に限定されない。それぞれの動物は、種に応じて独自に分節化（Artikulation, Gliederung）された世界のうちに住みこんでいるからである。生物学者J・フォン・ユクスキュルはそれを「環世界」（Umwelt）と名づける。

ユクスキュルによれば「すべての動物主体は、もっとも単純なものも、形態のもっとも複雑なものも、同様の完全さで自らの環世界に適応して」おり、「単純な動物には単純な環世界が、形態の複雑な動物にはそれだけ豊かに分節化された環世界が対応している」(Üxküll 1934, 27)。

たとえばマダニは、灌木《かんぼく》の枝先で待機し、哺乳類が下方を通り過ぎると、ただちに落下して当の動物にとりつく。眼をもたないにもかかわらず、マダニはどうやって獲物に到達するのか。マダニは、まず獲物の皮膚から発する酪酸の匂いをキャッチして、落下運動を開始する。次に、敏感な温度感覚によって恒温動物に到達したことを知ると、触角により毛の少ない部位を探り出し、皮膚組織のなかに口を突っ込むのである。

このようにマダニは、酪酸の匂い、温度、触感によって、自らをとり巻く「環境」を分節化する。空気の動き、植物の匂い、鳥の鳴き声などは感受されないから、マダニにとっては存在しないも同然である。マダニの生きる世界は、酪酸の匂い、温度、触感という三つの知覚標識によって構成されるのである。

動物はそれぞれの種に賦与されたロゴスの働きに応じて、種に固有な卓越性を開花させ、そのような仕方で「よく生きる」ことを実現する。拘束や監禁などにより動物の感覚能力と運動能力の開花・充足を妨げること、それは動物が「よく生きる」こと、動物にとって「よい生」(well-being)を阻害することである。

植物の場合はどうだろうか。植物は種子から生長し、やがて自らの可能性(dynamis)を文字通り「開花」させ、「実」を結ぶ。種子に秘められた可能性(潜在能力)を現実化することを通して、植物はいわば自己実現するのである。そして新たな種子を土へ還し、生命体としての営みを完結する。そのような仕方で植物は、「よく生きる」ことを達成するのだ。

それでは人間にとって「よく生きる」とは、どういうことか。人間が「よく生きる」うえで、感覚能力、運動能力、生殖能力等の発達と充足は少なからぬ意味をもつだろう。しかし、かりにこれらの能力の一部を欠損するとしても、それによってただちに「よく生きる」ことが不可能になるわけではない。ならば人間として「よく」生きる眼目はなにか。人間の生に固有な可能性の開花とは、具体的になにをいうのか。人間の生の最大の特徴は、その定型が定まっていないところにある。だからこそ人は、試行錯誤を重ねながら、それぞれの仕方で「よく」生きることを探究せざるをえないのだ。

したがって「よく生きる」ための一歩は、各自の「生」に対する吟味から始まる。「よく生きる」という試みは、各個の生それ自身に対する問いをともなうのである。「よく生きる」ことについて問うとき、問う者自身が問われる者となるのだ。

生きているかぎり、人は経験を重ね、新たな知見を獲得する。経験や知見の蓄積とともに、また関心や目標の変化に応じて、「よく生きる」ことの理解は不断に変化するはずだ。それゆえ生の営みを完了してしまわないかぎり、「よく生きる」ことの理解は完結しない。「よく生きる」ことの理解は、たえず暫定的であり不完全なのである。

6　「よく生きる」という課題の世代継承

人間として「よく生きる」という課題には、このような原理的な問題がつきまとう。かりに各人の「生」を芸術作品に喩えるならば、それはけっして完成することのない芸術作品をひとりで制作するという困難な課題を引き受けるようなものである――父との死別後、わたしはしばらく、このような観念に囚われていたように思う。

その場合、制作者は、どのような作品をいかに制作するか、ゼロから構想を練らねばならない。しかもここで完成像は、制作の進展とともに変化していく。自身の仕事が未完に終わることを確信しながら、制作者は当の仕事に自身の生を賭さねばならないのだ。

しかし幸いなことに、人間の「生」は「芸術作品」と異なる。「よい生」をひとりで、一世代で完成させせなければならないという個体主義的な強迫観念に駆り立てられる必要はない。むしろ人間的な生は、二重の継承性によって特徴づけられる。人間として「よく生きる」という課題も、そこから捉え返すことができる。

ひとつには「生命の継承」である。これは人間にかぎらず、生命あるものすべてに共通に認められる。生命体は、接合子を合体させ、次の生命体を産み出す。先代の生命体が死滅しても、次代の生命体は、生命の営みを続行する。生命の営みは各個の生命体のうちで完結せず、世代を跨いで永続するところに、その本質がある。ドイツの医学者、V・フォン・ヴァイツゼッカーが指摘するように、「生命それ自身は決して死なない。死ぬのはただ、個々の生き物だけである」(ヴァイツゼッカー 一九九五、三)。

生命に与《あずか》ることによって、生命体は存在する。わたし自身も、生命に与ることで、今、ここに生きている。生命そのものは、わたしの親からわたしへ、わたしから子どもへ受け継がれる。生物誕生以来の壮大な物語に照らせば、わたしはほんの束の間、親から受け継いだ「生命」を預かって生きているにすぎない。

もうひとつ、おそらく人間に固有な課題として、「生き方の継承」がある。血を分けた子孫を残さずとも、人は次の世代に自分の生き方を伝えることができる。すべての人間は、生き方(生活・人生)の継承という可能性に開かれているのだ。

農村では、その土地で「よく生きる」という試みが数世代にわたって受け継がれてきた。まずだれかが集落を拓き、家屋を構えた。先人のために墓を築き、畑を拓いた。その後も、畑や住み処を改善する営みが、世代を跨いで継続されてきた。先立つ世代が遺した未完の課題を次の世代が受け継ぎ、試行錯誤を重ね、その実現を図ってきたのである。

現世代は、前世代と違った関心や知見をもつかもしれない。身をおく状況や、直面する課題も異なる。それに応じて現世代は、前世代と異なった仕方で、「よく生きる」という課題を引き受けなおす。

それゆえ「よく生きる」ことの理解が、そのまま次世代に踏襲されることはない。しかし「よく生きる」ことの基本理解は、世代を超えて継承される。ある土地で「よく生きる」ためには、相応の技芸・作法を習得し、土地に根ざした生活・生き方を身につけなければならないからである。土地に根ざした生活・生き方は、「よい生」の具体的なかたちとして、それを支える技芸や知恵とともに、世代を超えて継承されるのである。

「よく生きる」という課題は、次の世代へ受け渡される。したがってその最終的な成否は、未来世代にかかっている。「生きる」とは、前の世代から受け継いだものを、次の世代に譲り渡すというシンプルな営みなのだろう。たしかに受け渡すときには、自分なりの色やニュアンスが付随しているだろう。しかし端的にいえば、預かったものを次の人に譲り渡すというだけのことだ。

サン・テグジュペリが指摘するように、ここで人は半分しか死なない。各々の生は、自分の順番がくると莢《さや》のように割れ、種子を受け渡す。土地における「生」の世代継承は、人が生きる基本型のようなものかもしれない。

7 「よく生きる」ことを支える場

語義に糸口を求め、「環境」という抽象的な概念を分節化し、そのうえで「よく生きる」ことを支える場の重層性を照らし出すことにしよう。

「環」という漢字は、埋葬に際して死者の復活を願い、死者の衣の襟元に置いた玉（還魂を求める呪器）に由来する（白川二〇〇七、一三六）。その玉が円環形だったため、「環」は「周辺をめぐるもの」という意味をもつことになった。また「境」という漢字は、場所的な「境界」など「終」「竟」を表す（同上、二〇六）。したがって「環境」は「周辺をめぐる境界」という意味をもつ。

「環境」を表すヨーロッパ語も見ておこう。英語（environment）は、「取り巻く」「包囲する」という語義をもつ動詞（environ）に由来する。Umwelt というドイツ語は、「取り巻く」（um）「世界」（Welt）を意味する。「環境」という語は、総じて「とり巻くもの」という意味をもつのである。

では環境は、なにの周辺をめぐるのか、なにをとり巻くのか。環境に身をおくものとはなにか。それは生命体だろう。「環境」という概念は、そこに身をおく生命体を要請するのだ。生命体は代謝を通じて、必要な物質を取り込まなければ、生命活動を継続することができない。生命体としての存否は、周囲の状態・条件、つまり「環境」に依存している。「環境」とは、生命体をとり巻く条件・状態をいうのである。

生命体は代謝を通して、生命を保持すると同時に、周囲の「環境」に影響を及ぼす。場合によっては環境に手を加え、これをつくり変える。つくり変えられた環境のもとで、生命体は改めて生命活動を営む。現在の環境は、過去の無数の生命活動による形成作用の歴史的な所産であり、唯一無二のものである。

以上の通り、生命体と環境の間には、環境が生命体を形成し、生命体が環境を形成するという相互形成作用が認められる。外部に対する開放性と関心は、生命の根本条件といってよい。生命体の存否は、「自己の周囲との関係を育てあげる力」（三木 一九四〇、七）に懸かっているのである。

人間が生命体であるかぎり、人間と環境の間にも、同種の相互形成作用が認められるだろう。じっさい「人間と環境」は、「人間は環境から作られ、逆に、人間が環境を作るという関係」にある（同上、六）。ただし人間は、「環境を形成することによって自己を形成していく」――これが人間の生の「根本的な形式」である（同上、七）。

先に確認しておいたように、すべての生命体は、それぞれの仕方で「よく生きる」ことを追求する。生命体の活動が「環境」との相互作用において営まれるかぎり、「よく生きる」という実践も、「環境」との相互作用のうちにある。

ただ「環境」という概念はなお抽象的である。この語が指示するのは、生命体をとり巻く一般的・客観的な状態・条件にすぎない。各生命体が出会い、住みつく場は、より丁寧に表現される必要がある。そこで「環境」という概念を、生物の「住み処」（oikos）、動物の「環世界」（Umwelt）、人間の「世界」（Welt）に分節化し、考察を進めることにしよう。

生物は「住み処」を必要とする。住み処に身を晒《さら》し、住み処に統合されることで、初めて生命活動を営むことができる。そのうち動物は、それぞれの種に応じた「環世界」のうちで、生の充足を図る。人間も、特定の「住み処」を構え、ヒトという種に固有な「環世界」に身をおいている。恐怖を感じる場面では震え、視野が狭くなるというように、身体性と不可分な知覚・情動を通じて、自らの環世界に対応している。

そのうえで人間は「世界」に住まう。ここで「世界」とは、各人が常に、すでに、そこに帰属しながら、しかし同時に、他の者たちとともに形成していく可能性に開かれた場、人間の共同存在の舞台である。この意味での「世界」に住まうという人間のあり方に対して、ドイツの哲学者M・ハイデガーは、「世界内存在」(In-der-Welt-sein) という表現を与える (Heidegger 1979, 53)。

これに倣えば、生物の存在様式は「住み処内存在」(In-einem-Oikos-Sein)、また動物の存在様式は「環世界内存在」(In-der-Umwelt-sein) と定式化されるだろう (ピヒト二〇〇三、八〇―一)。それに対して人間は、「環世界」の拘束を受けながら、「世界」に住み着くという、いわば「二重世界内存在」の態勢をとる。「住み処内存在」として住み処に根を下ろしつつ、「環世界内存在」かつ「世界内存在」として、「環世界」と「世界」のうちに同時に身をおく。人間が生物であり、動物であるかぎり、人間として「よく生きる」という実践は、「住み処」「環世界」「世界」いずれとの関係を離れても成立しないのである。

たとえば先立つ世代が開拓し、手を加えてきた畑では、土地に適合した植物が選定され、栽培されている。ただその耕地には、放っておけば栽培植物の生長を脅かす野生植物が繁茂し、昆虫や野生動物が群がる。昆虫や野生動物は、放っておけば、栽培植物を食い散らしてしまう。安定した収穫を得るためには、他の生物種と共有する「住み処」と昆虫や動物の「環世界」について理解を深め、各種の対策を練らなければならない。先立つ世代によるそのような試行錯誤の賜物である技芸、作法、慣例、年中行事などから構成される「世界」の継承を通じて、現世代は、その土地で持続的に生きるための知恵を身につける。このような土地との重層的なかかわりに支えられて、「よく生きる」という実践が世代継承されるのである。

「住み処」と「環世界」は「世界」の基層をなす。したがって生物の「住み処」や動物の「環世界」の保全は、人間が「よく生きる」ための土台と位置づけられる。逆にいえば、生物の「住み処」や動物の「環世界」が損壊されるとき、人間として「よく生きる」ための足場も崩れてしまうのである。

8　土地において「よく生きる」という試み――結びにかえて

前章で和辻哲郎とともに確認したように、近代社会では人が個人単位で扱われ、人と人の間柄が十分に顧みられない。それに応じて「倫理」は、「個人の意識の問題」に還元されてしまう。それによって死者は居場所を奪われ、いわば「抹殺」されてしまうのである。

これに対して大代という集落では、各人の「生」が多くの「生」に支えられている。土地共同体は現在の集落を共に構成する隣人たちだけでなく、集落を開拓し整備してきた過去世代、現世代の生活・生き方を受け継ぐ未来世代によって構成される。各人の「生」は、世代を跨ぐ共同性によって支えられているのである。

世代を跨ぐ共同性は、土地に根ざした共同性に基盤をもつ。現代の生活・生き方が過去と未来に負っていることを、土地の履歴が教えてくれるのだ。土地の履歴を介して、「死者」が現在する。死者は生者とともに、土地共同体を形成しているのだ。死亡とともに、「生者」は「死者」に姿を変える。存在のかたちを変えながらも、土地共同体のメンバーであり続ける。ここで「倫理」は「生者」と「生者」の間にとどまらず、「生者」と「死者」、「生者」と「未出生者」の間の事柄なのである。

さらに「倫理」は、「生者」と「自然」の間に及ぶ。この土地では、生の基本的な営みが「自然とのかかわり」のうちにあるからである。「よく生きる」という課題も、土地を基盤とした「自然とのかかわり」によって支えられている。

哲学の伝統的な見解に反して、「よく生きる」という課題は、人間の専売特許とはいえない。むしろすべての生命体は「よく生きる」ことを目指している。また「よく生きる」という課題は各個体で完結せず、世代継承される。未来世代が現世代の生活と生き方を受け継ぎ、未完の課題を成就してくれるという前提のもと、土地共同体は初めて成立しているのである。

しかし今日の農山村では、この前提が崩れつつある。都市への人口流失により過疎と高齢化が進み、多くの農山村が後継者不足に苦しめられている。大代集落も例外ではない。後継者がいなければ、耕作放棄地や空き家が増え、集落としての機能を保持できなくなる。「生」の世代継承が不可能になってしまうのだ。

土地における「生」の継承が途絶えてしまえば、「よく生きる」という実践を世代間の事柄と捉えることもできなくなる。それは「土地の倫理」の解体を意味する。土地に根ざした「生」の土台が崩れてしまうのだ。

この危機感から、わたしは集落支援の活動を開始した。本章の冒頭で述べた通り、大代に通い始めた当初、わたしは集落住民の思いを次のように受けとめていた――「自分たちの生活にふれ、農村のおかれた現状を知ってほしい。一緒に打開策を考え、共に生きてほしい」。集落の生活にふれ、その窮状を受けとめることを通して、わたしは一緒に「打開策」を考えざるを得なくなったのである。それがわたしにとって集落住民たちと「共に生きる」証しだった。

集落住民や学生たちとミーティングを重ね、やがてわたしは梅ヶ島地区全体の課題へ導かれた。梅ヶ島地区――一九六九年に静岡市に合併されるまでは梅ヶ島村――は、大代をふくむ十一集落から構成される。梅ヶ島地区には高校がないため、梅ヶ島中学校を卒業すると、子どもたちは静岡市街地へ移り住む。子どもたちが自分たちの土地の魅力を再発見する機会もない。しかも集落の壁を超えて情報が共有されないため、梅ヶ島全体の現状さえ正確に把握されていない。集落の枠を超えて住民たちが対話する機会はほとんどなく、地区全体の課題が共有されていない。共にビジョンが描かれることもない。住民たちは、各戸の課題や各集落の課題に取り組むのに手いっぱいだというが、このまま放置しておけば、事態は悪くなるばかりだろう。

世帯や集落を単位とした「継承」が難しいのであれば、部外者をふくめた「新しい継承のかたち」を構想するほかない。部外者の多数は都市在住者であるから、「新しい継承のかたち」は、都市住民をふくむものになるだろう。農村在住者と都市住民が出会い、「開かれたコミュニティ」を共に形成するのである。そこでは土地に根ざして「よく生きる」という課題が農村在住者と都市住民で共有され、継承されるだろう。

こうした理念に導かれて、わたしは「梅ヶ島農援隊」という任意団体を立ち上げ、地域支援の活動に乗り出すことになった。このような構想の背景には、前述した娘たちの体験がある。娘たちは蜂名人から、遊びの文化――かつて彼自身が土地の年長者から伝授された竹笛づくり――を受け継いだ。それは現在の都市の子どもたちに楽しみ、喜び、誇りを与えてくれた。

残念ながら梅ヶ島農援隊の活動は、所期の目標を遂げることができなかった。「新しい継承のかたち」という理念も、土地で「よく生きる」という考え方も、共感を呼び起こすことができず、広く共有されるに到らなかった。その理由については、改めて省察する必要があるだろう。いずれにしても、わたし（たち）の試みは多くの壁に阻まれたのである。

しかしわたしは今でも、土地に根ざして「よく生きる」ことの共有と継承は可能であることを疑わない。探究の具体的方途は異なるとしても、だれもがそれぞれの仕方で「よく生きる」ことを追求しているからである。

「よい生」ないし「幸福な生」（well-being）を実現するため、農村在住者は土地にとどまる。同じ理由から、都市生活者は農村へ足を運ぶ。「よい生」の具体的なかたちとそれを支える技芸がそこにあるかぎり、都市生活者は労を惜しまず農村に通うだろう。日常的に身をおく土地の違いを超えて、いや、その違いを活かして、「よく生きる」という共通の課題のもと、わたしたちは連帯し、新しい公共性を築くことができるはずである。

自らの「生」と「死」を「自然」のうちにおき入れることを学ぶため、わたしは農村へ足を運ぶことになった。死者をふくむ共同体と出会い、土地における「生」の継承について学ぶという貴重な機会に恵まれた。しかし、「死とともに生きることを学ぶ」という探究の旅路はまだ続く。わたしは白神山地に赴き、マタギの背中を追いながら、「生」と「死」を「自然」のうちにおき入れるレッスンを続けることになる。

註

（1）近代社会では、工業のめざましい発展とともに、産業の中心が農業から工業へシフトし、社会全体が産業の原理によって貫徹されるようになる——産業社会（industrial society）の成立である。産業社会では工業に範型が求められ、農業の生産様式と価値が工業を規準に決定される。そこでは「農業」の「業」は、「産業」の「業industry」として理解されるだろう。しかし「業」という語は、別様にも解釈できる。「生業」「家業」「適業」といった言葉が表すように、それは同時に、技芸・生きる手立て（art）という意味をもつ。後者の場合、「農業」とは、技芸を磨いて土地を手入れすること、それによって生きる手立てを得ることを意味する。本書ではこの意味での「農業」を「農」と表記する。竹之内二〇一八を参照されたい。

4

いのちに与って生き、死ぬ
――マタギの背中を追いながら考えたこと

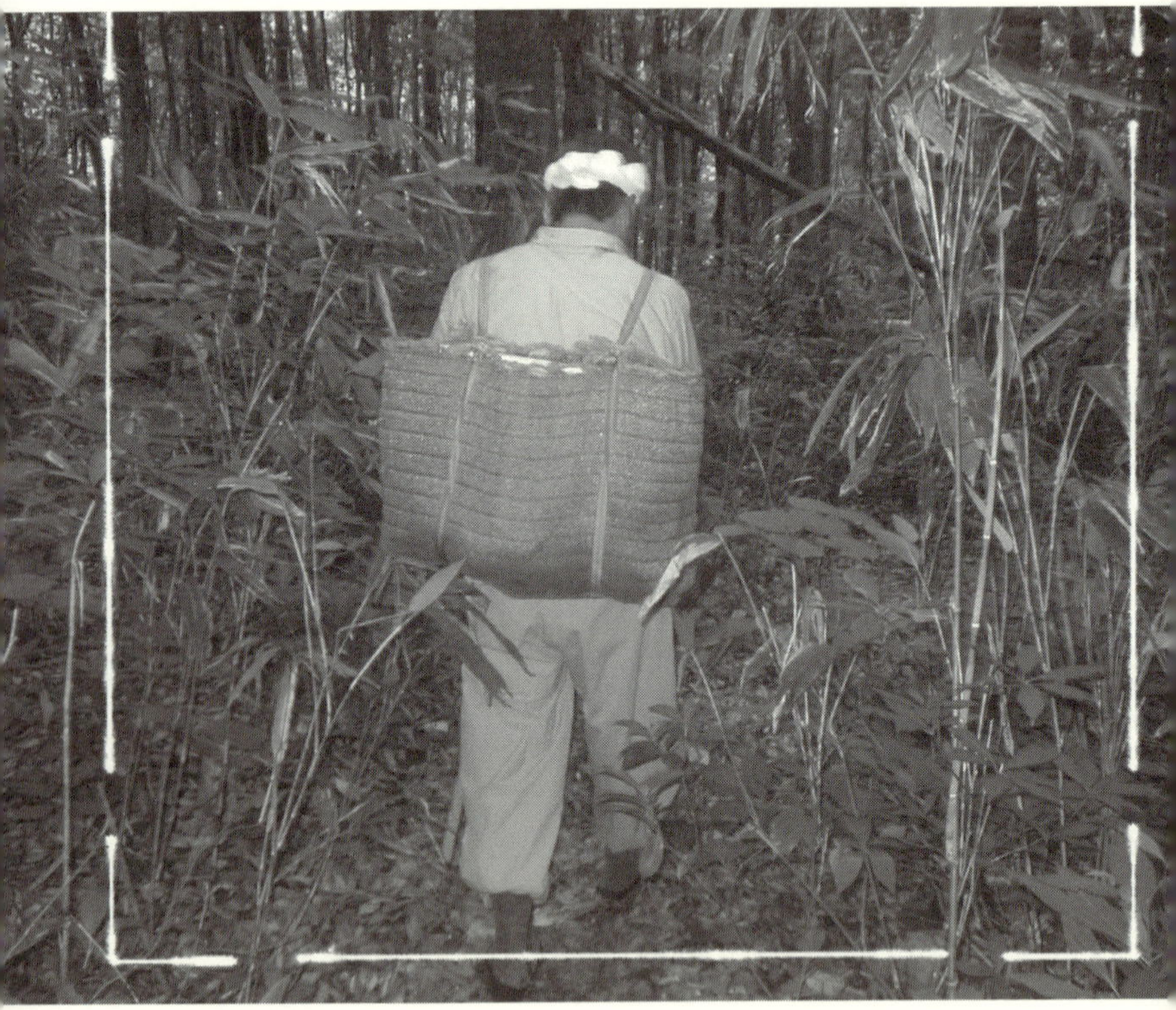

私たちが生きてゆくということは、誰を犠牲にして自分が生きのびるかという、終わりのない日々の選択である。生命体の本質とは、他者を殺して食べることにあるからだ。近代社会の中では見えにくいその約束を、最もストレートに受けとめなければならないのが狩猟民である。（略）

動物たちに対する償いと儀式を通し、その霊をなぐさめ、いつかまた戻ってきて、ふたたび犠牲になってくれることを祈るのだ。つまり、この世の掟であるその無言の悲しみに、もし私たちが耳をすますことができなければ、たとえ一生野山を歩きまわろうとも、机の上で考え続けても、人間と自然との関わりを本当に理解することはできないのではないだろうか。（星野一九九九、一八七）

1　マタギとその弟子――白神山地へ

二〇〇四年の晩秋だった。休日の昼前、たまたまテレビのスイッチを入れた。画面には、同年代の男性が苦闘する姿が映し出されていた。男性の名前は小池幸雄、マタギに魅せられ、弟子入りしたという。小池はマタギ見習いとして、師匠から厳しい指導を受けていた。師匠の名前は工藤光治、番組では「最後の目屋マタギ」と紹介されていた。

一人前のマタギになるのは、大変なことのようだ。狩猟と採集には高度の技量が要求される。作法や取り決めも多い。小池の目下の課題は、ヤマメを一人で捕獲することだ。ヤマメの性質を踏まえて追いこみ、手づかみでヤマメを捕まえるのだ。

神奈川県出身の小池は弘前大学へ進学し、探検部に入部した。近隣の白神山地を歩くようになり、工藤と知り合ったという。当時の小池は、枝を折る、草を抜くなど、森林生態系に対する一切の介入を認めない、厳格な自然保護思想の持主だった。それだけにマタギの工藤との出会いは、小池にとって衝撃的だった。

問題は生態系と人間の関係にある。生態系を保存の対象と捉えるとき、人はその外部に立ち、当のシステムの管理を試みる。生態系の保護を声高に主張する人びとは、往々にして、その外部で日常生活を営む。自然保護という理念が各自の生存という課題から切り離されてしまっている。それに対して工藤は、ブナの森の恵みに与《あずか》り、伝統的な生業を営む。マタギがマタギとして生きるかぎり、生態系の外部に立つことができないのだ。

考えてみれば、それはマタギに限られたことではないだろう。代謝を通して自らの生命を維持しているかぎり、人は生態系の外部に立つことなどできない。人は生きるために、食べなくてはならない。しかし食べるということは、動物であれ、植物であれ、他の生命を奪うことを意味する。生命は、他の生命を破壊することによって保持される。食べるものはだれも、この「生命の大いなる逆説」(Kass 1999, 54) を免れない。

他の生命を奪う生業は、それにふさわしい作法・技芸(art)を要求する。その自覚のもと、マタギは伝統的な生業である採集と狩猟に従事してきた。必要な知恵と技術を身につけ、それを作法や儀礼というかたちで世代継承してきたのである。

工藤と出会うことにより、小池はそれまでの自然観と死生観を覆《くつがえ》された。わたしもまた、農家の老人たちとの出会いを通して、死生観と自然観をめぐる探究の緒に就いたところだった（九〇頁）。「生」と「死」の理解を深めるには、「自然」から学ばなければならない。わたしも小池のようにマタギのもとに赴き、「生」と「死」を「自然」のうちにおき入れるレッスンを積むべきではないのか。マタギと弟子の姿は、番組終了後もわたしの脳裏から離れなかった。

出会いというのは不思議なものである。それから数カ月後、わたしは白神山地へ出かけ、工藤光治と出会うという幸運に恵まれた。工藤から教えを受けるため、わたしはブナの森へ足を運ぶようになった。二〇〇六年に静岡の大学に着任してからも、学生たちを車に乗せて、本州の北端まで出かけた。工藤の背中を追いながら山を歩き、マタギ小屋に雑魚寝する。それが研究室の年中行事になった。

白神山地に通い、マタギの工藤からわたしが学んできたこと、それはひと言で表せば、「いのちに与って生き、死ぬ」ということである。親しい者との死別を経験しなくても、自身の死期が迫っていなくても、他の生命を奪って食べるという営みを通して、わたしたちは日常的に「死」を経験している。本章では、「殺して食べる」という日常的な営みが「いのちに与る」行為と捉え返され、

「いのち」の広がりのなかで「生」の継承が考究される。

考察の手順は、次の通りである。まずは「土地に根ざした生の継承」という視角から、マタギの暮らしと「白神山地」の変遷を確認しておこう。次いで、ブナの森とマタギのかかわりを手がかりに、生態系と人間の関係について論究する。そのうえで殺して食べるという営みを「いのちのレッスン」として掴みなおす。殺して食べる／食べられるという生物の基礎的営みについて掘り下げて考えることで、「生」と「死」を「自然」のうちにおき入れる道筋が照らし出されるだろう。

2　土地に根ざした生の継承――目屋マタギと白神山地

マタギとは「秋田・青森県を中心に中部・東北地方の山間部に住み、専業的な狩猟技術を有する狩猟集団、もしくは個人」をいう（田口二〇〇〇、五七〇）[1]。クマ（ツキノワグマ）、カモシカ、ウサギなどの狩猟に際しては、先人から継承された儀礼や戒律が厳格に遵守される。集団内は役割分担によって階層化されているが、捕獲した獲物は、猟の参加者で平等に分配される（マタギ勘定）。かつては数十名規模の共同狩猟が行われたという。

「マタギ」という語の由来については、ウマダを剥ぐ人、マダハギが転じた（柳田国男）、古代インドのマタンガ（屠殺者）（南方熊楠）、山を跨ぐような移動（金子総平）、先が枝分かれした又木の杖(宮本常一)に端を発するなど諸説がある(同上、五七一)。アイヌ語からの影響も指摘される(赤坂二〇〇〇、二二〇)。

しかし工藤光治は、目屋マタギのシカリ——マタギ集団の統率者——だった父から、マタギは動物を「殺すたびにまた鬼になる。それで又鬼《マタギ》なのだ」と教えられたという。マタギは「動物が憎いから殺生する」のではなく、「山で生活していくためにいのちを奪う」。生活の糧である獲物を授かり、メンバー全員が無事に帰途につくため、マタギは「鬼の心」にならなければならない。

山入りにあたっては、身を清めるべく細心の注意が払われる。入山後は、里言葉は禁じられ、狩猟集団に固有の山言葉(マタギ詞)が使用される。[2] ヤマノ神——目屋マタギの場合は、加えてタキバノ神と常徳様——から獲物という贈与を授かるためには、所定の禁忌を厳守し、神々の庇護を得なければならない。かりに山中での禁忌を破った場合には、裸体で雪の中を潜りぬけるなど、身体の穢れを清めるための厳しい罰則が科せられる。ヤマノ神について、工藤は次のように語る。[3]

ヤマノ神様は全体を把握して、だれがなにをしているか見ているそうです。そして山に入る人たちを見守っているそうですけど、これは逆にいうと、見張られてるんです。ヤマノ神様の言いつけに背くと、その罰を受けて大変な目にあうんですけど、そのヤマノ神様の罰というのは「死」です。そう簡単に神の罰を受けることはできないので、その神様が決めた、昔から決められてきた「しきたり」は全部守るわけです。

マタギはヤマノ神から山の恵みを授かる立場にある。欲を出せば、恵みを授かるどころか、「死」を与えられかねない。マタギの狩猟・採集には、この畏怖・畏敬の念が深い影を落としている。工藤は続けて語る――「クマを授かるかは、ヤマノ神次第なんです。ヤマノ神様は今年、だれに、どこでクマを授けようかというのを、もう決めているそうです。ですからヤマノ神の機嫌を損ねないように、その決まりを十分に守って山に入る」。

クマの巻き狩り――数人から数十人でクマを囲いこみ、追い立てて、待ち伏せた射手が撃つ――についても、獲物の追いこみ方や各自の役割分担など、集団としての取り決めが定められている。狩猟とはマタギ集団と獲物、双方の生と死を賭けたやりとりにほかならず、神々の加護と信頼できる仲間なくして、その成功はおぼつかない。それゆえマタギ集団は、生と死の運命共同体としての信頼関係によって結ばれるという。逆にいえば、こうした信頼関係が築かれないかぎり、一人前のマタギとして集団に加わることは認められない。

数世代にわたって継承されてきた作法、儀礼、技芸は、その土地で「よく生きる」ことを探究した先人たちの「生」の結実であり、そこには先人たちの知恵と技術だけでなく、一人ひとりの「生」と「死」が刻印されている。マタギの知恵と技術は、白神という土地に根ざして生を営む者が身につけるべき「生」のあり方、つまり生き方——土地に根ざした「倫理」と呼んでよいだろう——を示しているのである。

津軽平野を流れる岩木川を遡源すると、砂子瀬という小さな集落に行き着く。「白神山地」の世界遺産登録（一九九三年）とともに、この村は「白神山地」の表玄関として脚光を浴びることになったが、それ以前は人びとが静かに山村生活を営む、目屋マタギの郷であった(4)。

工藤光治は砂子瀬で、目屋マタギのシカリを務めた父・作太郎と母・なりの間に生まれた（一九四二年）。光治は十五歳のときから、父について山に入ったが、二十歳まで鉄砲をもつことを許されなかったという。父の死後は、作太郎の後任のシカリ、鈴木忠勝に教えを受けた。しかし工藤たちはまもなく、目屋ダム（一九六〇年完成）の建設のため移住を余儀なくされた(5)。

目屋マタギをとり巻く状況は、その後も変化し続けた。高度経済成長による社会変動は、多くの村人を都市へ駆り立て、先祖伝来の土地を離れる者が続出した。村にとどまった者も、近郊都市やダム建設などの公共事業に職を得て、伝統的な生業を捨てていった。

これらの公共事業は、周辺地域に一時的な活況を生み出した。しかし同時に、ブナ林の伐採やスギの植林により、クマの生息域は縮小し個体数は減少した。渓流魚、山菜、キノコなどの山林資源も損耗した。

わたしは工藤から聞いたエピソードを忘れることができない。村の若者たちは、中学校を卒業すると、弘前市内へバスで通勤した。また別の若者たちは鉱山や建設現場で稼ぎ、華やかな生活を送った。しかし光治青年は、背負子《しょいこ》を肩に山へ通い続けた。山へ向かう途中、バス停で顔を合わせる同級生たちのスーツ姿はまぶしく、自分のみすぼらしい姿が恥ずかしかったという。自分はいったい何をしているのかと、自問する毎日だった。そんな息子に対して父は、「掘り尽くせば、鉱山の仕事はなくなる。工事が終われば、建設業の仕事はなくなる。けれども山の恵みはなくならない」と声をかけた。

しかしその後、事態は急展開する。青秋林道——青森県西目屋村と秋田県八峰町を結ぶ、全長二八キロの広域基幹林道——の建設計画が明らかにされるのだ。「青秋林道建設に反対する連絡協議会」が組織され、日本自然保護協会、日本山岳会、日本野鳥の会などがこれを支援する。

秋田県側での自然保護運動に対する配慮から、秋田営林局（現東北森林管理局）は青秋林道の秋田工区のルート変更を発表する。当初の藤里町経由から、赤石川源流部に位置する鰺ケ沢町経由にルートが変更される。これが水質汚濁と漁猟への影響を懸念する赤石川流域住民たちの反対運動に火をつける。一九八七年秋、異議意見書に対する一万三二〇二通の署名が青森県庁に提出され、青森県知事は調査の結果、林道の建設中止を決める。

その後、「白神山地」は森林生態系保護地域に指定され、世界遺産（自然遺産）の候補地として推薦を受ける。開発の影響をほとんど受けていない原生的なブナ林とそれを支える多様な生態系が評価され、一九九三年十二月、白神山地は日本最初の世界遺産（自然遺産）に登録される。

しかし世界遺産登録は、思わぬ副産物を生み落とした。世界遺産登録に際して「入山禁止」の措置が盛り込まれたのである。核心地域（一万一三九ヘクタール）と緩衝地域（六八三二ヘクタール）が指定され、核心地域には厳しい入山規制が設けられた。これによって目屋マタギの暮らしは、決定的な打撃を受けることになった。クマ、カモシカ、ウサギなどの主要な狩猟場は、「核心地域」と指定されたエリア内に位置していたため、伝統的な生業を営むことが困難になったのである。

これに毛皮需要の減少、集落における高齢化の進行、後継者不足といった社会・経済的な要因が加わり、「マタギ文化」は継承の危機に瀕する。その危機感から工藤は、エコツアーを通してマタギ文化を広く伝承しようと決意し、二〇〇〇年に白神マタギ舎を創設する(6)。

マタギ文化はマタギ集団が山に入り、狩猟を実践することを通して、初めて継承される。そのマタギがエコツアーのガイドとして、観光客とともに入山せざるをえないという現実、ここにマタギの窮状が見てとられるだろう。しかし視点を変えれば、白神マタギ舎の活動は、部外者をふくめた「新しい継承のかたち」を模索する試み、土地に根ざして「よく生きる」ことを共有し継承する挑戦と見ることもできる（一一七頁）。いずれにしてもこのエコツアーは、工藤たちと白神山地を歩くという得がたい機会をわたしに与えてくれた。

大川（岩木川源流）沿いのマタギ小屋を拠点に、わたしたちは弁天森、高倉森、鍋倉森などへ足を運んだ。大川沿いに沢を歩き、全身を水浸しにして、タカヘグリという難所に出かけたこともある。多種の植物の一般的名称とマタギによる呼称とともに、採取法や利用法を学んだ。工藤たちがクマと出会ったポイントにさしかかると、胸を高鳴らせながら、狩猟の体験談に耳を傾けた。世代継承されてきた狩猟・採集の技に驚嘆しながら、広大な山地を縦横無尽に、獣のようにしなやかに歩くマタギの背中を追って、息を切らせながら歩いた。

サワグルミの木とヤマブドウの蔓《つる》で作られたマタギ小屋に帰着すると、途上で採集したキノコや山菜を調理し、直火で焼いたヤマメやイワナとともに食べた。夕食後には、火を囲みながら工藤の語りに聴き、マタギという生き方にふれた。

3 「生」と「死」を「自然」のうちにおき入れる——「エコロジー」を再定義する

二〇一六年の夏、小池幸雄は工藤に弟子入りした理由を話してくれた。「人間は生態系からはみ出してしまっているが、マタギはギリギリ生態系の一部になり得るのではないか」、そのような予感に駆り立てられて、小池は工藤の懐に飛びこんだのだという。

森の「生態系の一部になる」とはどういうことか。どうしてマタギは「ギリギリ生態系の一部になり得る」のか。本節では、この二つの問題について考察することにしよう。それとともに「殺して食べる」という営みがクローズアップされるだろう。

現代社会では、ほぼすべての人間が「文明」の恩恵に浴する。その点で人間は、もっぱら「自然」のなかで生きる植物や動物から区別される。森の生き物は生態系の内部にあるが、人間は森の生態系の部外者であり、「生態系からはみ出してしまっている」。

マタギといえども、彼が人間であるかぎり、森の動物たちとまったく同じように、森の生態系のうちに身をおくことはできない。秋田県阿仁地区を拠点とする阿仁マタギの佐藤昭二郎は、その自己認識を率直に言葉にする。

マタギは自然の中で生きてきたどもしゃ。それでもマタギは人間だすべ、家もあれば服も着る。今のマタギは車もあるしな、寒ければストーブ焚いて、暑ければ扇風機だ冷房だっていってるんだがらすな。やっぱり、クマみてぇな獣からすれば劣るもんなんだよ。所詮、マタギも文明の中に生きてるんだからな。クマは違うんだ。自然の中で生きてる。クマは凄いもんだよ。(略)
クマは自然の中で裸一貫、その身一つで生きていける知恵を持ってるんだからな。私らマタギがいくら強力な武器を持って歩いても、クマはクマで想像もつかねぇような力持ってるんだから、かなわねぇもんですよ。(田口一九九四、二七四―六)

もっぱら「自然」のなかで生きるクマは、それに見合った「知恵」と「力」を身につけている。そのクマと格闘してきたからこそ、佐藤は自らの「非自然」すなわち「文明性」を痛切に自覚するのだろう。マタギは、クマのように「裸一貫、その身一つ」で「自然」のなかで生きていくはできない。人間であるかぎり、マタギは「自然」にそのまま帰属することはできないのである。

それでもマタギは、自然（小池のいう「生態系」）のなかで生きていくほかない。その外部に立つとき、マタギはマタギとして生きることができない。それに応じてマタギは、「自然のなかで生きる知恵」を作法、儀礼、技芸などのかたちで受け継ぎ、それぞれの土地に根ざした「マタギ文化」を彫琢してきた。これを支えに、マタギは厳しい自然に身をおき、クマと対峙してきたのである。

どうしてマタギは「ギリギリ生態系の一部になり得る」のか。それを読み解く鍵は「マタギ文化」にありそうだ。ただひと口に「文化」といっても、その形態と特徴は多様である。「マタギ文化」はどのような特徴をもつのか。どのような特徴が「ギリギリ生態系の一部になる」ことを可能にしているのか。

R・ネルソン『内なる島　ワタリガラスの贈りもの』の訳者あとがきに、考察の糸口を求めることにしよう。そこで訳者の星川淳は、次のように「残す文化」と「残さない文化」を区別する。

巨大な人工物によって力や能力を誇示したがる傾向は、ピラミッドやタージマハールから現代の高層ビル群まで、洋の東西を問わない。それを「残す文化」と名づけるなら、そのいっぽう地球上には、受け継いだ自然環境をそのまま子孫に譲り渡すこと、いわば自分たちの足跡を残さないことに細心の注意を払う人びとがいる。彼らは目に見える物を残すかわりに、世代を超えて目に見えない精神的遺産を築き上げてきた。それらの遺産は知恵や技術の伝承という形をとり、周囲の自然を衣のようにまとう。ネルソンにとってコユーコン族〔ユーコン川流域を拠点とするアラスカ先住民〕はそんな「残さない文化」の代表であった。（星川一九九九、四一〇）

この区別にしたがえば、マタギ文化は、世界各地の先住民たちのそれとともに、「残さない文化」と特徴づけられる。マタギは山に入り、狩猟・採集を営んできた。しかしそれら生業の痕跡を残さなかった。だからこそ白神山地の「原生的なブナ林とそれを支える多様な生態系」が守られてきたのである。工藤と小池の次の対話には、「残さない文化」の方向性が示されている。

工藤：自然は放っておけばいちばんいいのよ。人の手を加えるもんじゃない。自然の再生の力はすごいですよね、小池さん。

小池：本当にすごいですよね。われわれの足跡なんか、あっというまに消し去っていく。

工藤：だからこそ人間は自然に生かされているという。自然保護をするためにあれこれいろんな手を加えることはしない方がいい。

山中に難所があれば道路を建設する。山に穴を開けてトンネルを通す。それが「残す文化」である。それに対して工藤は、好んで「けもの道」を歩く。「マタギ道」とは、「けもの道」の別称なのだ。

白神には、登山道ではないのですが、けもの道がたくさんあります。動物が歩いた道は安心で近道です。例えば沢を降りて急な道があれば、動物も避けて脇道をつくっている。高いピークには動物は登らないので、トラバースする——斜面を横に歩いて鞍部（低いところ）へ歩いていく——んですね。カモシカの足跡がいちばんよく残るんですよ。それで、そこを歩くとわれわれも楽なので、カモシカのことをマタギ言葉でマッカというのですが、マッカロードとよんでいます。

動物は「自然」（ここでは森林生態系）のうちで生きる知恵をもつ。けもの道には、その知恵が体現されている。かりに動物たちの歩いた跡がなければ、マタギの移動はきわめて困難になる。マタギは動物の知恵に与っているのだ。

「動物は仲間」「動物は先生」と、工藤は敬意を表明する。「人間は動物の中でいちばん頭がいいと思っているけれど、トンボでもなんでもみんな生きる知恵をもっている。自然のなかでは人間はかなわない」という。

なかでもクマは格別の存在だ。クマは「半年冬眠してるでしょ。飲まず食わずで半年すごせる生き物って、そういないでしょ、あんなでっかいもので。ウチらは木にも登れない。山へ行くと、クマにはなにも太刀打ちできないんですよ、わたしたちは」と工藤は打ち明ける。

クマに対する敬愛は、「サカサガワヲキセル」と呼ばれる解体作業にも見てとられる。

そのあとはクマの毛皮を丁寧に剥ぎます。皮を剥いだ後は、皮をからだと逆《さかさ》にします。これをサカサガワ（逆皮）の儀式といいまして、呪文をとなえて、クマの魂をあの世へ送ってやります。（略）そしていよいよ今度は解体作業が始まる。そのときクマに、クマの毛皮を見せてやります。そして「お前は実にいい毛皮を着ていました。お前の着物は素晴らしいですよ。この毛皮は着物屋さんに連れて行ったらさぞかし高価に売れるでしょう。これでまた〔わたしは〕生きていける。ありがとう」と、その亡骸に見せて語りかけます。

「クマは捨てるところがない」といわれる通り、食用・薬用に、衣服や敷物などに、クマのほぼ全身が無駄なく利用される。利用できない部位も、ゴミのように捨てず、生態系へ還す。それがクマという贈与に対する敬意と感謝の表明なのだ。わたしたちは「食べるためには殺すという手段に訴えるほかない」のだから、「動物たちに対する最大かつもっとも道徳的な敬意《オマージュ》・賞賛」は、「所定の手段で、所定の儀礼とともに殺す」ことによって表明されるほかないのだ（Ortega 2007, 101）。

「わたしたちのいのちがけでとるわけですから、その瞬間、お互いいのちのやりとりをするような瞬間がある」と、工藤は語る。どちらがいのちを奪い、生き残るかという「いのちのやりとり」においては、マタギ（人間）と他の動物との別はない。森の生態系に属するものは、食べる／食べられるという可能性に等しく身を晒しているのである。

「生態系の一部」になることは、食物連鎖の中に身をおき、自分が食べられる可能性に身を晒すことを含むのだ。食べられる側にまわること、それは殺されることを意味する。

ユーコン川上流域の丸太小屋で暮らすディック・クックが作家のJ・マクフィーに語るように、「森は、殺すものと殺されるものから成り立っている」（McPhee 1977, 416）。これを踏まえてディックは、次のように「エコロジー」を定義しなおす。

呼吸することが生の一部であるように、死は生の一部である。都市の人びとは、生と死〔の循環運動〕が静止することを望んでいるようにみえる。動物を殺すことに反対する人たちは、たいてい死ぬことをひどく恐れている。死とかかわりなく生を手にできると考えているようだ。かりにそう考えているならば、彼らは、生きること（life）から身を引き離してしまっている。彼らは、動物たちがここで花の香りでも嗅いでいると思っているようだ。彼らはいたるところで「エコロジー」という言葉を使うが、それが意味する通りにだけは使わないようだ。それはだれが、だれを、いつ食べるかということを意味するのだ。（ibid, 416-7）

「森」で「生きる」とは、他の生き物を「殺して食べる」ことを意味する。「生」は「死」によって支えられているのだ。「死」がなければ、「生」は成り立たない。にもかかわらず都市の人間たちは「生」と「死」を分離し、「死」を遠ざけようとする。それはまるで「生」と「死」の循環運動を止めようと願っているかのようだ。

生態系に属する者にとって、「生」は「死」の賜物である。その認識とともに、初めて「エコロジー」の再定義が可能になる。ただし他の動物と異なり、マタギは「ギリギリ生態系に属する」。それに応じてマタギの場合、「だれが、だれを、いつ食べるか」にくわえて、「どのように食べるか」という文化的側面が問題になる。

クマやウサギの狩猟であれ、山菜やキノコの採集であれ、生き物から生命を奪う生業は、それにふさわしい作法、儀礼、技芸に裏づけられていなければならない。採集や狩猟に関する詳細な規定（マタギ文化）は、白神の恵みのうちで生を営むすべてのもの（同朋や他者）に対する敬意と感謝の表明なのである。

わたしたちは生きるためには、食べなければならない。食べるためには、他の生命を奪う、殺すという手段に訴えるほかない。しかし、「いつ、だれを、どのように殺して食べるか」については、選択の余地が残されている。その選択とともに、わたしたちは日常的に、自らの自然観と死生観を表明してしまっているのである。

生き物を殺して食べることによって生きる。この事実をいかに受けとめ、その意味をどう考えたらよいのか。「殺して食べる」ことについて主題的に考察することにしよう。

4 動物を殺して、食べる——いのちのレッスン

わたしたちは、生き物を殺して食べることによって生きる。食べるためには、生き物を殺さざるをえない。食べるという行為は、生き物を殺すことを前提としてふくむのである。しかし殺すことと食べることの不可分な関係は、わたしたちの日常生活において覆い隠され、忘却される。まるで殺すことと無縁であるかのように、わたしたちは食べている。

わたしもそうだったんだけど、食い物だけ見て、いのちだと思ってなかったところがあって、そこがやっぱり決定的に違う。やっぱり工藤さんと歩くようになって、食う物っていのちなんだなって

ことが、すごい実感としてわかるようになった。苦労して、いいのだけ取ってきて、残さずにいただくということをしていると、食い物って本当にいのちなんだ、山から食卓までつながってるものだなと思う。

工藤と出会って、小池は狩猟・採集に従事するようになった。生き物を殺す場に身をおくことになった。さしあたり狩猟にかぎっていえば、野生動物に近づき、仕留めるという「狩猟」の営みが、手に入れた食べ物を持ち帰り、調理して食べるという「食」の営みに接続されたといってよいだろう。「狩猟」が「食」に接続されるためには、「動物」が「食べ物」ないし「肉」に転化される必要がある。その移行を実現するのが解体作業である。

ネルソンとともに、シカの解体作業の様子を見ておくことにしよう。

ナイフを研いだ後、シカの皮膚に切りこみを入れる——腹側の全長を顎《あご》から肛門まで、四本の脚の付け根から蹄《ひづめ》まで。次いで、ナイフの刃さばきで筋肉から分離し、やわらかい毛皮を剥《は》がす。シカの身体の秘められた完全性が次第に明らかにされる。皮を剥ぎ終えたら、定められた手順に沿って、コリコリした軟骨を切り取り、脚の関節、胸肉、あばら肉、背骨、骨盤を切除する。身体それ自身の構造にしたがって、骨格をばらしていくのだ。すべてが造作なく分解され、シカが食肉に、動物が食べ物になる。それはすべての生き物に見られる変容のうちで、もっとも生命に直結しもっとも根本的な変容である。（Nelson 1991, 266）

ネルソンにとって動物の解体作業の意義は、食肉の確保に尽きるものではない。それは「内側から、外側から、動物について徹底的に学ぶ」機会であり、同時に、「ある生命が別の生命へと受け渡されるプロセス」に参与することである（ibid, 267）。「生命」（life）を受け継ぐ者の祈りを聴こう。

その動物〔シカ〕に対して、わたしは感謝の言葉をささやく。わたしがその動物に値しますように、その動物が与えてくれた生命を継承するに値しますように、シカとわたしがその一部である、もっと大きな生命に与るに値しますように、と願いながら。（略）わたしは悲しみをふり払い、思い出す。死は、生それ自身を燃え立たせる火花なのだ。これらのシカをわたしたちは食べる。魚も、植物も死んで、わたしたちの糧となってくれる。（ibid, 263）

「食べる」とは、「殺して食べる」ことにほかならない。殺すものとしての自覚とともに、糧となってくれた（殺された）ものと向き合うとき、食べ物が異なった姿で立ち現れる。「食べること」の意味が変容するのだ。

ココーコン族の教えを受けたネルソンの場合、「食べる」とは、食べられるもの（植物・動物）から生命を継承することであり、同時に、食べるものと食べられるものが共に帰属する、個体的な生命より「もっと大きな生命」（the larger life）に与ることである。

アラスカの狩猟者たちが「生命」（life）という語で表現する事態を、工藤は「いのち」という言葉で語り出す。

〔わたしたちは〕自分で見つけた自然の生き物を撃って、自分で解体して手を真っ赤に血に染めて、非常に残酷なことをして食べるわけですけど、一般の人たちはただパックされた肉を食べて自分の手は血で汚れることはないけれども、何にもそういうのを知らずに食べる人と、直接いのちをいただいて、解体して食べる人と〔では〕、いのちに対する思いやりっていうのは、直接自分でいのちを奪う人の方がはるかに〔よく〕わかってると思いますよ。大変なことだ、いのちをもらうっていうのは。

「食べる」とは「いのち」を受け継ぐことであり、「食べられる」とは「いのち」を受け渡すことである。死ぬということも、たんに殺されるのでなく、殺されて食べられるならば、「いのち」を受け渡す営みとなるのだ。

食べられることで、「いのち」が受け渡される。しかし食べられないならば、「いのち」はだれにも受け継がれず、その「死」は意味を失ってしまう。おそらくそれを認識するからだろう。工藤は家族に対して、「たとえわたしが山から帰らなくても探すな。わたしのいのちは山に返すから、それが本望だから」と伝えてあるという。

ブナの森はさまざまないのちを育んでくれる森だったので、森を壊さずにそれを大事にして、いのちそのものをずっと代々引き継いできたという。だからわたしにとって、白神とは「いのちの源」だと思っているわけです。

ココユーコン族の人びとは、植物、魚、シカ、クマとともに、「もっと大きな生命」に与って生き、死ぬ。同様に、白神山地はそこに属する者にとって、各個の生がそこから生まれ、そこへ還りゆく場である。それを工藤は「いのちの源」という言葉で表現する。キノコ、ヤマメ、ウサギ、カモシカ、クマ、そしてマタギの別なく、ブナの森のすべての生き物は「いのちの源」に帰属するのである。

ココユーコン族の「もっとも大切な掟」として、ネルソンは「人間もその一部分である、生きとし生けるもの（all life）に対して、謙虚さと自制をもって接すること」をあげる（ibid, 277）。同様に、マタギの厳格な作法、儀礼、技芸は、「いのちの源」に等しく帰属する同朋たちに対する畏敬と感謝に支えられている。すべての生き物は「いのち」に与って生きている。個体的な生命は「いのち」によって支えられ、互いに結び合わされているのだ。

5　いのちに与って生き、死ぬ――結びにかえて

白神山地という「いのちの源」で、マタギは他の生き物たちともに、いのちに与って生きる。わたしたちは、小池のようにマタギの弟子入りをしないかぎり、いのちに与ることができないのだろうか。

小池の弟子入りの動機は、「マタギはギリギリ生態系の一部になり得るのではないか」という予感にあった。生態系の一部になるためには、他の生き物と等しく食物連鎖のうちに身をおき、食べる／食べられるという可能性に身を晒すことが求められる。じっさい工藤は、「今までたくさんいのちを奪ってきたから、いつか自分（のいのち）も奪われる日が来るかもしれない」と覚悟を表明する。

森の生態系に属さない者には、さしあたり食べられるという可能性はない。しかし「生」が「死」の賜物であることを認識し、「生」と「死」の循環運動に身を投じることは、なお可能である。その可能性は、「いのち」という言葉とともに照らし出される。「いのち」の語義を手がかりに、わた

したち自身が「いのちに与って生き、死ぬ」可能性を探求することにしよう。

「いのち」の語源には諸説あるが、「イノウチ」(息内)や「イノチ」(気内、息路、息続、息力)の義、あるいは「イキノウチ」(息内)の縮約形とする見解が有力である(日本大辞典刊行会一九七四、三一四)。語源に照らせば、「いのち」は気息(呼吸・大気)と不可分の関係にある。それを踏まえて医学史家の立川昭二は、次のように指摘する。

「生き」は「息」であり、「意気」「勢い」も「息」に通ずる。また「むすこ(生す子)」「むすめ(生す女)」に「息子」「息女」の字をあてるのも、生=息という考えからである。さらに人の死を表す日本語で今日でももっともよく使われているのは、「息を引きとる」という表現である。この「引きとる」というのは「手もとに受け取る」「もとに戻る」「引き継ぐ」という意味がある。(立川二〇〇一、一三)

「生=息」という考え方は、興味深いことに、日本語に限定されない。古代ギリシア語の「プシュケー」(psychē)という言葉——「魂」や「精神」を意味する——の原義は「息」である。同様に、サンスクリット語の「プラーナー」(prānā)という言葉は、「息」と「生命」を意味する。仏教学者の中村元が指摘するように、洋の東西を問わず、人類は古来、「生=息」という考え方を共有してきたのである（中村二〇〇五、六―七）。

その痕跡は近代語にも見られる。「スピリット」（spirit）という英語は、今日では「霊」や「精神」を意味するが、語源的には、「息」や「風」を表すラテン語（spiritus）に遡る。「いのち」という日本語と同様、「スピリット」という英語は、「生＝息」という考え方を表しているのである。

わたしたちは、なぜか同じ時代に生まれ落ち、同じ大気（spiritus）に与って生きている。呼吸を通して、大気を体内に取りこみ、呼気を大気に還している。ただ息をしているだけで、わたしたちはいのちに与っている。同じ大気に与るものとして、わたしたちはスピリチュアルな存在なのである。

さらに考えてみると、今こうしてわたしたちが吸い込んでいる大気は、地球の誕生以来、無数の生き物が吐いたり、吸ったりしてきたものである。空間的にも、時間的にも、途方もない広がりの中で、私たちは同じ大気、いのちに与って生きているのだ。

なるほど現代では、しばしば「私のいのち」と口にされる。しかしそれはあくまで派生的な用例であって、「いのち」という言葉は、個体的な生のうちに完結しない広がりを秘めている。それは人間の生にも限定されない。「いのちの源」は、ブナの森のすべての生き物を含む。さらに「もののいのち」という言いまわしを踏まえれば、「いのち」の概念的な広がりは、無生物にまで及ぶ。

井戸のつるべの綱が古くなったので、下男がそれを交換し、古い綱を捨てた。偶然それを見かけた石田梅岩が下男を厳しく注意した。このエピソードを紹介しながら、上田閑照は次のように指摘する。

たとえば、つるべの綱としてはそのものが持ついのちはいったん死んだようなことになりますけれども、それを風呂場で燃やすことによって、たき木として蘇ってくる。物の中には死して甦るという仕方でほとんど無限のいのちがこめられている。灰になったら終りということではない。灰になったら、今度は畑にまく。そのことによって新しく肥料としての生命が甦っていく。物の中にはそういうふうに、死んで甦り、死んで甦るという仕方で、無限のいのちの重みがこめられている。（上田一九九一、五二）

これは「もののいのち」における「生」と「死」の循環運動といってよいだろう。この循環運動が継続するためには、人間が「もののいのち」に随順しなければならない。有用／無用あるいは必要／不要という観点から、恣意的に「物」を仕分け、廃棄してしまうのでなく、むしろ「自分をすててその宇宙的に循環する物の大きないのちにあずかる」（同上）という態度が求められる。

「自分をすてて」ということには、ひとつには、恣意的な判断を控えてということが含まれる。たとえば生命の有無によって生物を無生物から、意識の有無によって動物を植物から区別し、それに応じて態度を変えるとき、わたしたちは「宇宙的に循環する物の大きないのち」を忘失しているのだろう。

「自分をすてて」ということには、もうひとつ、私物化しないということが含まれる。「いのち」は、私物化すべきものではないし、そもそも私物化できるようなものではない。わたしたちが「いのち」を預かるのではなく、わたしたちが「いのち」に与るのである。

万物はいのちによって支えられ、結び合わされている。その広大無辺なつながりのなかで、つるべの綱と同様に、わたしたちは死んでは甦り、また死んでは甦る。いのちの広大無辺なつながりのうちに身をおき、いのちに与って生きるとき、わたしたちは神谷美恵子とともに、「生命を支えるものは死をも支え、地球や銀河系や宇宙全体を支える」ということができる(神谷二〇〇四b、一四、一一一)。わたしたちは等しく、いのちに与って生き、死ぬのである。

註

(1) ただし赤坂憲雄によれば、「東北一円において狩人を指す呼称」として、「マタギ」という包括的な語が普及したのは、一九三〇年代以降のことで、それは民俗学者たちによる著述の影響だという(赤坂二〇〇〇、二一二)。

（2）「まタぎ詞」については、菅江真澄（一七五四―一八二九）の一八〇三年の日記に記載がある（菅江一九七二、三七九）。

（3）本章における工藤光治と小池幸雄の語りの一部は、筆者の指導学生、天野郁美の卒業論文「いのちをどう捉えるか――白神山地の恵みに生きるマタギをてがかりに」（二〇一二年、静岡大学農学部）に依拠する。

（4）「白神山地」という呼称は、青秋林道建設計画に対する反対運動の過程で、青森県と秋田県に跨る広大な山岳地帯（約一三万ヘクタール）に対して与えられた総称である。それ以前は、広大な山地に対する統一的な名称は存在せず、「弘西山地」（弘前の西に位置するため）や「目屋の山」（西目屋村の奥にあたるため）と呼ばれていた。青秋林道の建築計画とこれに対する反対運動の経緯については、佐藤二〇〇六の第二章を参照されたい。また砂子瀬の歩みについては、山下二〇一一を参照されたい。

（5）津軽ダムの完成（二〇一六年）によって、砂子瀬は改めて水没し、隣村の川原平とともに完全に姿を消す。

（6）http://matagisha.sakura.ne.jp/（二〇一九年五月二十五日閲覧）

5

限界づけられた生の希望
──共に生きること、本当に生きること

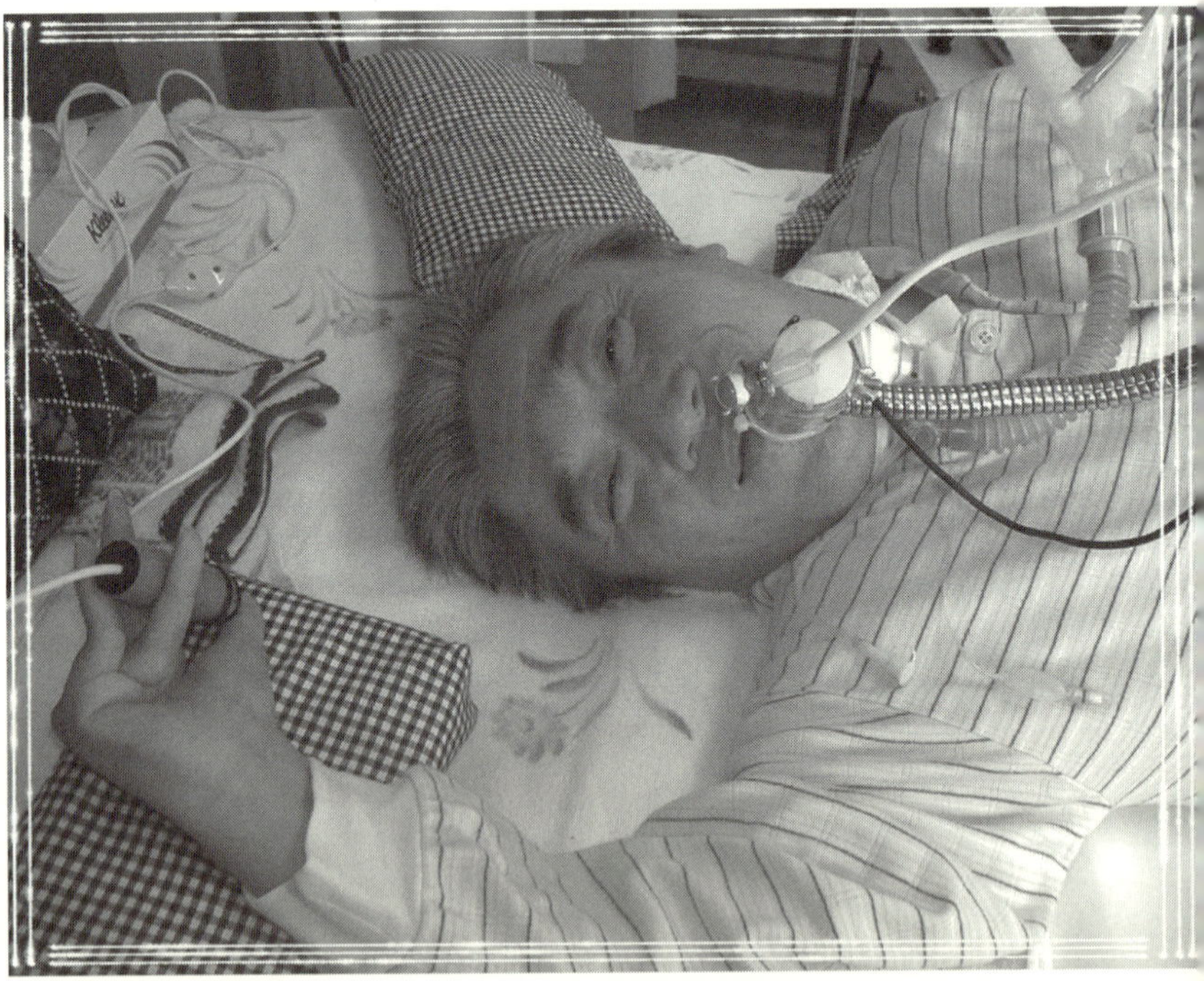

他のものたちがいのちの跡をたどり
おまえの道を少しづつ通つて行くはづ
しかしおまへ自身は
敗北と勝利を区別すべきではない

そうしてただの一分たりとも
自己から撤退せず
それでも生きて生きて
最後の最後まで生命《いのち》あるものでなくてはならない
（パステルナーク二〇〇四、一四）

1 「生きる喜び」と「生命の尊さ」——阿部恭嗣からの問いかけ

二〇〇五年九月、阿部恭嗣はありのまま舎を退去し、国立病院機構仙台医療センターで大腸がんの手術を受ける。翌月に退院し、かつて自立生活のために巣立った国立西多賀病院（現在は国立病院機構西多賀病院）へ戻る。それは二十年間と三十日におよぶ自立生活の終焉を意味する。

わたしには詳細を語らなかったものの、阿部はがんを患う以前から、苦難に見舞われていた。一九九九年には、阿部の日常生活を追うドキュメンタリー映画『生かされて生きる――自立する重度障害者の記録』（企画・制作ありのまま舎、二〇〇三年）の撮影が始まった。しかし映画の制作過程で、仲間とのあいだに、自立運動の方向性をめぐる軋轢《あつれき》が生じた。二〇〇〇年、阿部はすべての役職――ありのまま舎障害者自立センター所長、ありのまま舎障害者自立事業企画事務局長、ありのまま舎評議員――を離れた。ありのまま舎に入居して二日目に出会い、一九九〇年四月八日に結婚した最愛の妻、昭子（この時期に晃子と改名）とともに、阿部は厳しい試練の時を送った。そのような状況のもと、二人はがんとの闘いを余儀なくされたのである。

阿部は『夢遥か』というタイトルで、いつか自分史を出版しようと記録を残していた。以上の経緯について、手記には「裏切り、妻の涙、退職、掛け値なしの自立生活、しがらみからの脱却」と記されている。阿部その人は多くを語らなかったものの、自立生活を断念せざるを得なかった無念さは、想像に余りある。

冒頭の場面に戻ろう。連絡を受けて、わたしが西多賀病院の病床を訪れたとき、阿部は人工呼吸器を装着し、ベッドに横たわっていた。手術のために切開した気管から発せられる声はか細く、なかなか聴き取れない。溌剌《はつらつ》とした自立生活の面影はなく、久しぶりの再会を遂げたわたしは、その姿に言葉を失った。阿部の境遇の変化に驚き、わたしは不用意に涙を落としてしまった。

その苦境のなかでも、しかし、阿部は希望を見失っていなかった。涙するわたしに向かって、「僕はこれからだと思っているんだよ」と、いつも通りの笑顔で応えたのである。その二年後、わたしは阿部の遺稿を読み、その笑顔の意味するものを思い知らされることになる。四歳年長の盟友、中島英一の壮絶な闘病の姿を報告する文章(「難病患者のおもい　極限で生きる――二十四時間昏睡からの生還」一九九二年七月十五日刊行)に、阿部は次のように書き記していたのである。

痛々しい姿に涙するのは簡単だ。中島さんの姿はその涙をこえて、こちらに生きる意味を問いかける確かな迫りを感じさせる。そしてこの上なく、生きる喜び、生命の尊さを、心に深く焼きつけるのだ。中島さんはそんなことは決して言わない。むしろ淡々と生きている。淡々と、思いと存在を神に委ねていると言っても過言ではない。肉体的な苦痛と精神的などうしようもない不安、その中で結晶化する祈りはかぎりない永遠の希望を映し出しているように思える。(阿部二〇一〇、八六)

雑誌『ありのまま』の取材のため中島にインタビューするという仕事を依頼されたとき、阿部は「できれば担当をはずしてほしい」と願ったという(同上、七七)。中島は、チェスト・レスピレーター(体外式人工呼吸器)を装着する「ある意味では末期的な患者」である。そしてそれは遠からぬ将来の阿部自身の姿でもある。「私個人の現在とこれからの状況が重なるため」取材対象と距離がとれず、中島の「肉体的な状況、精神的な背景、思い」について書いても、「話はきっと自分の独白に陥る」だろうと、阿部は案じたのである。右の報告の文章において阿部が中島のうちに見てとったもの、それは中島の姿であり、同時に、阿部自身の姿であった。

中島は自立ホームに表札を掲げながら、ついに病院を出ること叶わず、一九九三年に逝去した。阿部は西多賀病院に再入院する際、絶望の淵を彷徨《ほうこう》しながら、敬愛する中島の姿に自分のそれを重ねたはずである。わたしは、中島を取材したかつての阿部と同様、「生きる喜び」と「生命の尊さ」を突きつけられ、「生きる意味」を問いかけられていたのである。

本章では、その問いかけに回答を試みたい。それはわたしにとって、阿部の歩みのうちに「限界づけられた生の希望」を探りあてる試みとなる。阿部が身に負った「障害」は、わたしたち自身の「限界づけられた生」を照らし出すからである。

阿部はその半生を賭けて、「共に生きること」と「本当に生きること」を探求した。他者とともに生きることと、自身の生を本当に生きることは、阿部にとって、いずれも不可欠であり、しかも不可分の関係にあった。共に生き、本当に生きるという挑戦の途上で、阿部は「障害を恵みに変える」という課題に直面した。「障害を恵みに変える」ことで、「限界づけられた生」のうちに「希望」を見いだしていったのである。

「共に生きる」という願いは、どこから、どのように生まれたのか。その願いを叶えるため、阿部はいかなる生き方を選びとったのか。これらの問いを携えながら、まず阿部の足跡を辿りなおすことにしよう。そのうえで、「本当に生きる」という課題をクローズアップする。「本当に生きる」とは、阿部にとってなにを意味したのか。「本当に生きる」ため、阿部はどのような課題に直面したのか。これらの問いに回答を試みながら、「共に生きる」ことと「本当に生きる」ことの関係に光を投げかけ、「限界づけられた生の希望」に迫っていくことにしよう。

2　共に生きる――その試行の足跡

阿部は一九五五年、新潟県三島郡寺泊町に生まれた。幼少時代から病弱で、病院通いが絶えなかったという。小学校に入学した頃から、走力が急速に落ち、総じて運動が苦手になった。小学校三年生のとき、近隣の診療所の紹介により大学病院で受診した。精密検査の結果、「筋ジストロフィー症（デュシェンヌ型）」と診断を受けた。「不治の病」で「そう長くは生きられない」と医師から告げられ、阿部の両親は大きなショックを受けた。

両親は手を尽くしたが、有効な治療法は見つからなかった。阿部は転倒しやすくなり、父が小学校まで車で送迎するようになった。階段の昇降も困難になり、通っていた小学校からは、養護学校へ転校することを勧められた。しかし当時の養護学校は、進行性疾患を抱える児童を受け入れていなかった。阿部は行き場をなくしてしまったのである。

両親は苦悩し、心労を募らせた。そして阿部が小学校五年の冬、父が急逝した。母は勤めに出ざるをえず、阿部の世話をすることができなくなった。彼女は新潟県内外の諸施設をあたり、阿部は一九六七年四月十二日、仙台市の国立療養所西多賀病院に入院することになった。当時をふり返って、阿部は次のようにブログに書き留めている。

私自身その頃は、それ以前の施設探しのときとは違って、母の苦労と必死な思いを理解していた。だから、自分が自分の病気ゆえに、家族と離れて生きねばならない宿命であることを納得していた。私は仙台に発つ当日、前日の村の春祭りで買った爆竹を、万感の思いを込めて、朝まだ早い駅に向かう道に鳴らし続けていた。追っつけ〔まもなく〕小学校の同級生が駅に見送りに来てくれたが、私は、あえて素知らぬふりをしていた。私の思いは、もう彼らと同じところでは生きられないという、子ども心にも差別されたものを感じていた。

仙台駅に着くと、病院から迎えの車が来ていた。だんだん市街地から山奥の方に景色が変わるなか、私はこれから始まる自分の新たな生活への期待と不安な思いで胸が一杯になっていたことを、昨日のことのように覚えている。(同上、一二七)

自分はなぜ家族と離れて生きねばならないのか。どうして同級生たちと同じところで生きられないのか。阿部は小学校六年生にして、「共に生きられない」現実に直面した。しかし、それは「自分の病気」のせいであり、それが「宿命」なのだと自分にいい聞かせ、疑問に蓋《ふた》をした。そうしなければ少年は、前を向いて歩けなかったのだろう。

西多賀病院には西多賀ベッドスクール（正式名称は仙台市立西多賀小・中学校療養所分校、現在は宮城県立西多賀支援学校）が併設されており、阿部はここで学んだ。ベッドスクールには、結核、ポリオ、側弯症（背骨が湾曲する病気）など、様々な病気・障害をもつ級友たちがいた。彼らとともに送る日常生活は「どこかの寮のようであり、みな和気藹々《わきあいあい》に過ごしていた」という（同上、一五二）。それはしかし、「社会から隔絶されているという共通認識」に基づく共同体だった（同上、九八）。

それぞれが生まれ育った場所で「共に生きる」という願いを叶えられず、西多賀病院に集められた少年たちは、その閉ざされた場所で「共に生きる」ことを試みた。それは社会的に排除された者たちの共生、いわば「閉ざされた共生」であり、当事者たちもそれを自覚していた。

一九六八年、全国から集められた少年たちとともに、阿部は新設された筋ジストロフィー症専門病棟に移る。少年たちは、その病棟で死の翳《かげ》に脅かされる毎日を送る。肢体は日増しに自由度を奪われ、仲間たちは次々に死んでいく。しかもその「死」は、同室の仲間たちに隠蔽される。病状が進み、相部屋から姿を消した仲間の消息を尋ねても、スタッフからは「元気になって、お家に帰った」という回答が返ってくるのだ。

そのような日常生活のなかで、自分たちの「生の意味」が深刻な問題として浮かびあがる。一般社会から隔絶されたまま、だれに知られることもなく「死」を迎える自分たちの「生」、その意味を問い続けるなか、彼は年長の仲間たちとともに、地域社会での「自立生活」へと踏み出していくのである。それは各種ボランティア、街頭募金の協力者、自立ホームありのまま舎の「絵本の森」に足を運ぶ地域の子どもたちなど、既存の病院・施設の生活ではふれられない人たちとの「間」（2章）で、自分たちの生と死の「意味」を探究するという生き方である。

一九九二年の講演（未公刊）で、阿部は次のように語っている。

現実に人が社会のなかで生きるとは、人と人とのふれあいで生きるのであり、ありのまま舎においても、そのふれあいを能動的に求め、そこに生まれるふれあいによって障害者自身に存在の意味を伝えているのです。共に生きるということは、様々な垣根を越えて、互いにいのちを認め尊重し合うことだと思います。

1章で確認した通り、「ふれあい」とは阿部にとって、相手の懐に飛び込み、身をもって交わることをいう。それによって相手を知り、相手の身になって考えることができるようになる。近しい立場や関係にある者どうしがふれあうことは、さほど困難ではない。むしろ境遇や生き方を異にする者どうし、ここでは「障害者」と「健常者」がどのようにふれあうことができるのか、それが「共に生きる」ことの試金石になる。

したがって、ここで「共に生きる」とは、「障害」の有無を度外視してふれあうということを意味しない。「障害」という事実が無視されるところでは、「ありのまま」の姿で生きるという可能性が奪われてしまう。むしろ障害という厳然たる「垣根」を見すえながら、しかもその違いを越えて、いのちを響き合わせるとき、そこに初めて「互いにいのちを認め尊重し合う」生き方が披《ひら》かれる。阿部はここで、「障害」という事実を正面から引き受けながら、同時に、それを超える視点を確保しているように思われる。

それでは「障害」とは、阿部にとってなにを意味するのか。阿部は「障害」をどのように受けとめ、そこから「本当に生きる」道を拓いてきたのか。「障害は恵みである」という阿部の言葉を導きに、続く二つの節で考察することにしよう。

3　本当に生きる――かけがえのない自立生活

手記『夢遥か』の一九八三年の欄には「障害は神さまが私を選んで与えた恵みであり、生きていることの使命」という言葉が記されている。一九八三年は、阿部の人生が大きく動き出していく転機の年である。阿部はこの年、日本キリスト教会黒松教会で洗礼を受けている。また、ある女性との結婚に反対され、敬愛する山田秀人との死別を経験する。手記には、「生きる指針・秀人氏の死、……忍び寄る意識のズレ、駆け落ち失敗、絶望、乱れ恋、一人旅、自立への決意」と綴られている。

山田秀人は阿部にとって、特別な存在である。クチマウス――舌で操作するパソコンのマウス――で綴ったブログには、そのタイトルの由来が、次のように紹介されている。[1]

ブログのタイトルを変えた。今度からは、「やすぐす君の心象風景アラカルト」とする。これは、私の病院時代の尊敬する「秀ちゃん」こと山田秀人さんが命名した、私への呼び名である。(略)

秀ちゃんは三兄弟とも筋ジスで、その次男であった。とても芸術的才能豊かな方で、詩作もとても得意だった。私にとっては高嶺の花というべき存在だった。そんな秀ちゃんのことを思い出すと、切なくなる。同じ夢を抱きながら、その半ばで亡くなった。(阿部二〇一〇、九五)

結婚に対する周囲の反対という現実は、超え難い壁として「障害」を映し出した。しかも阿部からは、山田秀人という「生きる指針」も奪い去られてしまった。ひとり壁の前に立ち尽くしながら、彼は、筋ジストロフィー症患者として生きる意味を、絶望的な思いで探求したにちがいない。その苦闘のなかから、新たな「生きる指針」として結実した言葉、それが「障害は神さまが私を選んで与えた恵みであり、生きていることの使命」だったのではないだろうか。

それから五年後、わたしは介助ボランティアとして、阿部のもとに通い始めることになる。わたしはそれ以降、「障害は恵みである」という言葉を、くり返し耳にしてきた。しかしわたしは、この逆説を十分に呑みこめないでいた。

たしかに阿部の生活からは、「障害」を身に負うからこその生の「豊かさ」が見てとられた。居室に掛けられたカレンダーには、昼夜のボランティアや訪問予定者など、見知らぬ多くの人びとの名前が書き込まれていた。また阿部の周りには常に笑顔が絶えなかった。阿部自身、「障害がなかったら、こんなに多くの人たちと出会えなかった」と述懐していた。介助を常に必要とするからこそ、阿部は「共生」のなかに身をおいていたのである。

ただそれは「強いられた共生」ではないのか。介助を常に必要とするということは、食事、洗顔、歯みがきから排泄まで、日常の挙動すべてに他者の手を借りるということを意味する。それはある意味で屈辱的なことであり、かりに選択の余地があったとしたら、阿部自身、介助を要しない生活を選択するのではないか。その生の豊かさに目を見張りながらも、当時のわたしは、このような疑問を禁じえなかった。

わたしはしかし、阿部が自立生活を営む原動力を十分に理解していなかった。中島英一や山田秀人をはじめ、阿部の仲間たちは、自立生活を志しながら、病棟で人知れず死んでいった。冒頭でふれた取材文「難病患者の思い」(一九九二年)と草稿「第七回ハレ晴れ村合同キャンプを終えて」(一九七九年)の言葉を紹介しておこう。

中島さんをはじめ、今、筋ジス病棟で生活する古い仲間たちは、皆ある意味で「生き残り」である。私は、中島さんが共に生きる仲間として、また、友として今を生きていることを深く感じる。私たちは本当に多くの若い仲間の死を見てきた。その度に幾度となく言いようのない悔しさと悲しみを胸に押し込んできた。自分の肉体が、この病気によって衰え、仲間たちが感じた死への怯《おび》えと闘いながら、涙をこらえてきたのだ。(同上、八四―五)

私は生きているかぎり、言うことをやめるわけにはいかない。
多くの仲間が死んでいき、残っている者として、自分の生を証すためにも。(同上、七五)

阿部にとって自立生活は、仲間たちの遺志を遂げる場、仲間たちと自身の生を証する場であり、なにものにも替えがたいものである。それは「強いられた共生」であるどころか、「宿願の共生」なのである。しかも自立生活を営むことは、それ自体が「本当に生きる」という試みにほかならない。「自立っていうのは、本当の生きがいを自分の手で見つけようと努力すること」なのだ（阿部一九九五）。阿部は自立生活を通して、「共に生きる」ことと「本当に生きる」ことに挑戦していたのである。

では「本当に生きる」とはどういうことか。3章では「よく生きる」という課題について論究した。「よく生きる」という課題との対比を通して、「本当に生きる」という課題の輪郭を描き出すことにしよう。

「よく生きる」とはさしあたり、各人が自らの生に秘められた可能性（潜在能力）を開花させること、それを通して「自己実現」することを意味する。しかし、固有な可能性を開花させるとはどういうことか。他の生き物と比較した場合、人間の生の特徴は、その定型が定まっていないところにある。それに応じて人は、試行錯誤を重ねながら、それぞれの仕方で「よく」生きることを探究せざるをえない。「よく生きる」ため、各人は自身の生を問わなければならないのだ。

それと同様、「本当に生きる」ためには、自身の生き方に対する問いが欠かせない。「本当に生きる」という課題は、生きる者自身の問うという行為を通して、初めて立ち現れるのである。

わたくしたちは生きています。確かに生きています。しかし、本当に生きているかと問われますと、果たして本当に生きているかどうか自問せざるを得ないのではないでしょうか。（上田一九九一、四九）

生きているかぎり、人は経験を重ね、新たな知見を獲得する。経験や知見が蓄積され、関心や目標も変わっていくだろう。それとともに「よく生きる」ことの理解は変化する。それゆえ生の営みを完了してしまわないかぎり、「よく生きる」ことの理解は完結しない。「よく生きる」ことの理解は、たえず暫定的であり不完全なのである。

「よく生きる」ことの理解は、暫定性と不完全性を免れない。それに反して「本当に生きる」という言葉には、ある種の確信的な響きがある。その確信は「生きる」ことの根底にふれ、そこから「生きる」という課題を掴みなおしたところで得られるものだろう。

「生きる」ことの根底にあるもの、それはひとつには、「死」である。じっさい阿部は、多くの仲間たちの「死」を受けとめ、同時に、彼自身の「死」と向き合うことで、「死」という根底から、自身の「生」を掴んでいる。

「生きる」ことの根底にあるもの、それはもうひとつには、他なる者の「生」である。自身の「生」は、他の多くの「生」によって支えられている。それは阿部の場合、自立生活を支援する人びとの

「生」であり、志半ばで倒れた仲間たちの「生」である。阿部自身の「生の意味」は、これらの「生」との関係から、初めて明らかにされるのである。

「本当に生きる」ためには、これら二つの根底から、「生きる」という課題を掴みなおす必要がある。逆にいえば、「生きる」ことの根底にある「死」が隠蔽される場所、人びとの「生」との出会いが制限される場所、たとえば既存の病院・施設では、「本当に生きる」ことは難しい。「本当に生きる」ためには、やはり「自立生活」が無比の重みをもつのである。

4　視点の転換——障害を恵みに変えて

「本当に生きる」ことに挑戦するとき、人は視点の転換を迫られる。阿部の場合、彼自身の「生」が他なるもの——他者の「生」と自身の「死」——から捉え返される。そこには「自」から「他」を見ることから、「他」から「自」を眺めることへの「見方の逆転」がある。「見方の逆転」は「考え方の転換」を生み出す。そこからさらに「生き方の転換」が生み出されるだろう。

たとえば上田は、夜空の星を見るという経験に基づいて、「見方の逆転」を次のように解き明かす。

私が星を見ていたのですが、そして普通ならこちらが主観で向こうが客観ということですが、そういう見方だけからはさっきのような感じ〔私があの星にいてこちらの地球を見ていて、こちらの地球があの星のように見えているという感じ〕は出て来ないでしょう。星からこっちを眺めたらどうだろうかというそれが出発点になって、逆の方向から見るという見方の逆転が経験されたわけです。そういう見方の逆転を通して初めて無限性に触れることが出来るのです。（略）根本的にいうと考えを換えなければならない。考え方を換える、つまり自分を出発点にして考えるという考え方がどこかで翻《ひるがえ》されないと、そういう無限性に触れることは出来ない。そして無限性に触れて初めて何かを手放すことが出来る。（同上、五四―五）

自立生活を送るため、昼夜のボランティアを必死で確保する。他者の手を借りて、文字通り「無我夢中」に自立生活を営む。しかし時に自問せざるをえない――「そんなにしてまで、なぜ自分は自立生活に挑戦するのか」。そのように問うとき、視点の転換が生じる。「自立生活」の意味は、他者の「生」と自身の「死」から照らし出される。阿部にとって「自立生活」は、仲間たちの遺志を遂げる場であり、自らが「生き残り」として、仲間たちの生を証する場であるからである。

上田のいう「無限性」は、どのように理解すべきだろうか。たとえば広大無辺な「いのち」のつながり（一四九頁）と重ね合わせて、これを理解することができる。ただ阿部の場合、「無限性」は彼が信をおく「神さま」と結びつく。それに応じて「障害」は、神という他者の視座から捉え返されることになる。じっさい阿部は、「障害」の受けとめ方について、次のように話してくれたことがある。

たとえば竹之内くんに「一〇メートルジャンプしろ」といっても、それはできないでしょう。僕は一〇センチもジャンプできないけど、「できない」という点では同じだよね。しかも一〇センチと一〇メートルの差なんて程度の違いで、神さまの目から見たら、まったく問題にならないような違いなんじゃないかな。

わたしたちは、できれば病気や障害を避けたいと願う。筋ジストロフィー症もふくめて、病気や障害をある種の「災厄」と見なし、災厄に見舞われる者は「不運」「不幸」であると考える。しかし阿部の発言は、障害を「災厄」と見なすような発想から自由である。そもそも「障害」の有無によって人間を弁別し、「障害」ある者を特殊な存在と見なす思考枠組を超え出ている。それに応じて阿部は、人間の生そのものの制約と類比的に、自らの「障害」を受けとめることができるのである。それが災厄でなく、したがって不幸でもないとしたら、「障害」をとり除く理由はない。むしろ問題は、制約を課せられた生、自らの「限界づけられた生」をいかに生きるかということになる。妻の晃子へ宛てた書簡で、阿部が語るように、「自分を見つめる、不自由さを知る、そして自由になるためにはどう生きるかと考える」ことが求められる。

阿部のように生きることは、しかし、それほど簡単ではない。じっさいわたしたちは、生の制約を受け入れるどころか、それを踏み越えるための奮闘を続けている。制約から解放されることを願い、際限ない力の増強と行使へと駆り立てられる。出産に際しては、高い知能と麗しい容姿を備えた子どもを望み、老いてなお永遠の若さを願い、アンチエイジングに追い立てられる。障害を抱える子や老いた自分とむき合い、そのありのままの存在を肯定することができず、自他の存在をコントロールしようとする。自他の存在を「より望ましいもの」にしなければならないという強迫観念に駆られ、正体不明の「望ましさ」に自他の存在の寸法を合わせようと躍起になる。

しかし、「なにが本当に望ましいのか」を知るためには、自らの制約を受け入れ、そこから生きるための指針を手に入れる必要がある。中島と二歳年少の友人「文夫君」にふれた文章を見ておこう。

中島さんも文夫君も、また私も例えるならば、ある意味で筋ジストロフィーという病魔と闘っている戦士と言え、今も闘っている「生き残り」である。その極限的状況からいわゆる「普通」と言われる状況に生きている人たちに一つの本当に生きること、生きている意味を逆説的に問い返すことができるのではないか、そして今、生を与えられ生きている素晴らしさを再認識できるのではないかと思ったのである。(阿部二〇一〇、七七―八)

「生きる」ことが根底から問いなおされ、深く掴まれるとき、そこに「本当に生きる」可能性が生まれる。ここでは「生きる」ことが、死の淵という「極限的状況」から捉え返される。「極限」からしか見えないもの、捉えられないことがある。それを阿部は「今、生を与えられ生きている素晴らしさ」と言葉にするのである。「どんな人にも等しく死は与えられる」のであり、その事実を引き受けることから、「本当に生きる」ことが始まる。生の制約は「本当に生きる」ための必要条件である。

人間の生とはそもそも「限界づけられた生」にほかならない。阿部は、「生」を根底から、「極限」から捉えることで、わたしたちの「限界づけられた生」を照らし出す。限界づけられた生を「本当に生きる」ということ、それは人間に与えられる最上の贈りもの、最大の恵みである。「障害」を身に負いながら自立生活を続け、「生」をその根底から掴みなおすことで、阿部はこの洞察に到達した。だからこそ彼は、「障害が恵みである」という逆説を口にすることができたのではないだろうか。

二〇〇八年七月一日、阿部恭嗣は西多賀病院で逝去する。阿部の墓碑には、「障害を恵みに変えて／生をいききる」という言葉が刻まれている。「本当に生きる」という挑戦の途上で、阿部は「障害を恵みに変え」た。また「障害を恵みに変える」ことで、「本当に生きる」ことを成就した。

5　光を嗣ぐものと共に生きる――「限界づけられた生」の希望

阿部は「死」の翳に脅かされながら、「本当に生きる」ことに挑戦した。それは自分の理解や思惑を超えた者、つまり他者と「共に生きる」という挑戦でもある。「共に生きる」ことを離れて、「本当に生きる」ことは成立しない。また逆に、「共に生きる」ためには、「本当に生きる」姿勢が欠かせない。他者と共に生き、本当に生きることを、阿部から学ぶため、わたしはおそらく自立ホームへ通い続けたのだ。それを自覚したのは、二〇〇八年の春だった。ダウン症を抱えて生きる息子は、そのとき胎児として生命の危機に瀕していた。

妊娠十二週目に入り、総合病院の産婦人科で、胎児のエコー画像を見せられた。そこにはとても小さな形姿が映っていた。ただ全身が膜のようなもので覆われていた。担当の産科医師は、「無事に生まれてくる可能性はまずない。おそらく死産だろう」と解説を加えた。さらに「死産は〈取り上げるのが〉気持ち悪いから避けたい、障害を持っている可能性が高いので、検査を受けてほしい」と続けた。

担当医の言葉に傷つき、怒りながらも、妻とわたしは帰宅後、今後の方針について話し合った。染色体異常の疑いが濃厚であることから、医師は羊水検査を受け、その結果次第で中絶することを勧めていた。しかしわたしたちは、これに従うつもりはなかった。ただ、なぜ検査を受けないのか、その理由を明確にしておく必要を感じていた。

障害をもつ子が生まれたら、家族の生活はどう変化してしまうのだろうと、想像してみた。その子のために費やす時間が圧倒的に大きくなるだろう。夫婦どちらかがキャリアを犠牲にしなくてはならなくなるかもしれない。十歳の姉（わたしたちの長女）にも大きな影響を与えるだろう。ほかならぬこの子は、生まれてきて幸福なのだろうか。生命倫理学の分野では「重度障害児は生まれてきて、はたして幸福なのか」という議論が繰り広げられてきた。その問題設定に反発を覚えながらも、おそらく障害者として生まれてくるだろうわが子の「幸福」について、わたしは考えざるを得なかった。

障害をもつ人間と「共に生きる」ことについては、阿部との長年のかかわりを通して学んできたつもりだった。にもかかわらず、当の「障害」をもつ者が自分の子であるという事実を、自分は無条件に受け入れることができない。それはどうしてなのか。自分には、なお学ぶべき課題があるのだ。わたしは、阿部との出会いについて再考することを迫られた。

阿部とその仲間たちは、わたしたちと同じように、いや、それ以上に、多くの言葉に傷つけられ、「幸福」の意味を問わざるを得なかったはずだ。しかし阿部は、はかり知れない苦悩を重ねながらも、全身からいのちの光輝を放って生きている。この子が幸福になれるかどうか、生まれてくるべきかどうかなど、いったいだれが決められるというのか。「決められない」ということに気づくと、次のような思いが湧き上がってきた——「もしこの子に生まれてくる力が秘められていて、この世界に生を享けることができたならば、心から歓迎して家族に迎え入れよう」。

こうしてわたしたちは、小さな生命をそれ自身の自然な営みに委ねるという方針を固めた。この子と「共に生きる」ことを通して、わたしたちは「本当に生きる」ことができる。それがわたしたちの到達した結論だった。

かりに障害のある子が生まれてきたら、研究時間をはじめ、わたしの自由になる時間は減ってしまうだろう。しかしそれを理由に、子どもから生きる可能性を奪ってしまったら、その存在を無きものとしてしまったら、その後、どれほど哲学研究に邁進し、論著を量産したとしても、わたしは自分の生と向き合えず、「本当に生きる」ことができない。

「本当に生きる」とはどういうことか、その理解は生きていくなかで、経験を積むことで、その都度、変化していくだろう。この子と「共に生きる」ことを通して、わたしは「本当に生きる」ことを学んでいくのだろう。しかし、かりにここで「共に生きる」ことを回避してしまえば、「本当に生きる」ことは、永遠に手の届かないものになってしまう。

「本当に生きる」ための一歩を踏み出す勇気を得るため、わたしは青葉の薫る仙台へ向かった。容態が悪化したため、阿部は西多賀病院の特別監察室へ移動していた。生まれてくる子の名づけ親になってほしいと、わたしは阿部に頼むつもりだった。

これほど長く阿部とふれあってきたにもかかわらず、自分のうちには、「できれば健常な子を」という願望がある。生命を授かればそれで十分だと思いつつ、しかし他方で、できれば障害がない方がよいと望む自分がいる。障害をもって生まれてきた子に対して、そのような願望を隠しもったまま接するとしたら、それはその子の存在を否定するに等しい。しかし自分はいつ、そのような方向に流されてしまうかしれない。だから阿部の存在を生まれてくる子の名前に刻みこみ、自分の重石《おもし》としよう。阿部と共に生きようと試みてきたように、これからの自分はこの子と共に生きることに挑戦しよう。そのように考えたのである。生まれてくる子には、名づけ親である阿部の生を受け継ぐ者となってほしい、生まれてくる子とともに、阿部の生き方を受け継いでいきたい、そのような願いもあった。

阿部恭嗣は、自分の名前から一字を採って、「光嗣《こうじ》」と名付けてくれた。生まれてくる子は、一方的な慈愛や守護を必要とする存在ではない。彼は「光を嗣《つ》ぐ者」なのである。それが生まれてくる者に対する、阿部の願いであり、確信でもあった。ここには、鮮やかな「見方の逆転」がある。わたしが、息子の光になってあげるのではなく、「障害」ある息子がそのまま、わたしの光となるのである。

それはおそらくこの子にかぎらない。障害をもつ者はいずれも、光を嗣ぐ者なのだろう。障害というある種の「極限」から照らし出されることで、わたしたち自身の「限界づけられた生」が浮かびあがる。「限界づけられた生」を共に生きるという挑戦がそこから始まる。「障害とともに生きる」という生のあり方は、共に生き、本当に生きるという生そのものの可能性に光を投げかけるのである。障害とともに生きる者は光であり、わたしたちはその光に照らし出される。二十八歳の阿部が書きとめたように、障害は「神さまからの恵み」なのである。

いや、さらにいえば、障害者にかぎらず、人はだれもが光を嗣ぐ者なのかもしれない。生を享けた者はいずれも、「恵み」に与って存在しているからである。そして人はいずれ必ず死ぬ。生にともなう制約は生きるための条件であり、人間の生は、例外なく「限界づけられた生」である。この極限から照らし出されるとき、生を与えられているという事実は、「奇跡」に等しいものと映るだろう――それを阿部は「今、生を与えられ生きている素晴らしさ」と表現した。そこから「本当の生きがいを自分の手で見つけよう」と踏み出すならば、それは「本当に生きる」一歩、「死とともに生きる」一歩となる。

わが家の「光を嗣ぐ者」は、無事に生まれた。健やかに育ち、十歳を迎えたところである。共に食事するとき、一緒に風呂に入るとき、公園で遊ぶとき、まばゆいほどの笑顔を見せてくれる。彼のこれからの人生には、多くの困難が待ち受けているだろう。「光を嗣ぐ者」の後方を歩みながら、一つひとつの困難ときちんと向き合うことで、わたしは「共に生きること」と「本当に生きること」を学んでいくのだろう。それを通してわたしは、阿部恭嗣と何度も出会いなおすのだろう。

註

（1）https://blogs.yahoo.co.jp/yasutugu55（二〇一九年五月二十五日閲覧）

6

森と湖の国の「福祉」
――他者と共に生きるためのレッスン

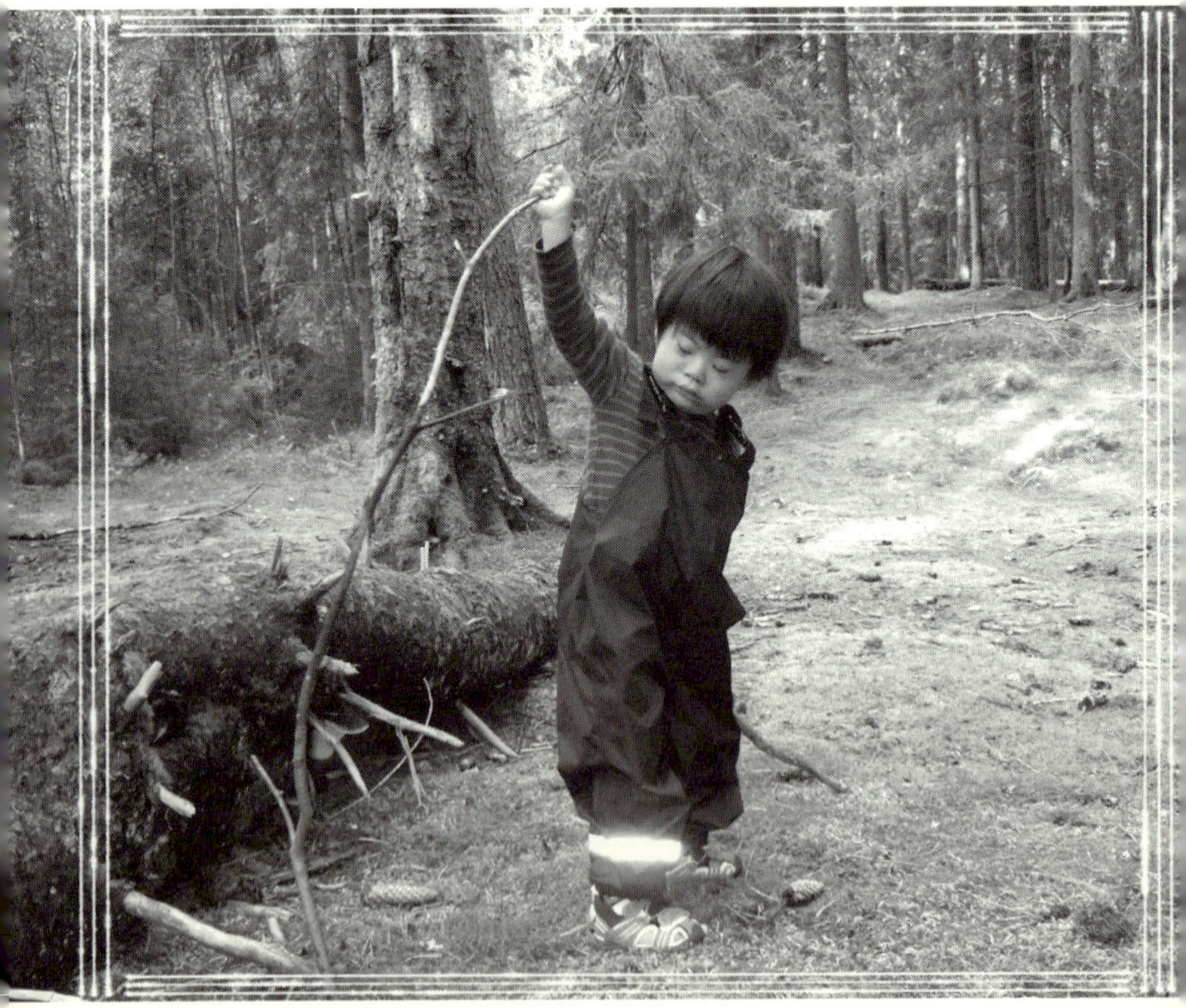

あなたの子どもは、あなたの子どもではない。
彼らは、自らを待ち望む生命そのもの（Life）の息子と娘である。
彼らはあなたを通してくるが、あなたからくるのではない、
彼らはあなたと共にあるが、あなたに属するのではない。

あなたは彼らに愛を与えてもよいが、あなたの考えを与えてはならない、
彼らは、彼ら自身の考えをもっているのだから。
あなたは、彼らが身体を休める場所を提供できるが、魂を休める場所を提供できない、
彼らの魂は明日の家に住まい、あなたは夢にさえそこを訪れられないのだから。

（Gibran 2015, 12-3）

1　新しいレッスン——子どもを「他者」として受けとめる

二〇〇八年九月二十四日、息子の光嗣《こうじ》が誕生した。検査のため、引き続き一週間ほど入院した。三週間後に「ダウン症」——染色体の突然変異のため、二十一番目の染色体が三本存在することから、「21トリソミー」とも呼ばれる——の診断が告げられた。

もし無事に生まれてきたとしても「ダウン症」の可能性が高いということは承知していた。祖父母らにもあらかじめ事情を説明し、わたしたちの選択を伝えていた。筋肉の緊張度が低いという特性があるため、ダウン症の子は歩き始める時期が総じて遅い。当時住んでいた集合住宅の五階では階段を昇降する負担が大きい。そう判断して、まもなく引っ越した。光嗣と共に生きるための準備は整っているはずだった。

しかしわたしは周囲の反応に、思いのほか傷ついていた。担当の産科医には羊水検査を勧められ、中絶という選択肢を提示された。周囲の人たちに息子の誕生を告げても、「障害」や「ダウン症」と口にすると、相手の表情は一様に曇った。「ダウン症の子」を無条件に歓迎する声は、ほとんど聞かれなかった。わたしはその反応に傷つき、怒りを蓄えた。「自分が守らなければ、だれがこの子を守るのだ」と、子に対する「責任」を抱えこんだ。

このようなケースは、わたしに限られたものではないようだ。知的障害や発達障害を抱える子の親は、周囲の言動に傷つけられ、孤立感から「責任」を背負いこむ。その結果、しばしば「子を残して死ねない」と考える。たしかにそう思わざるをえない社会的現実がある。しかしこうした発想は、ある種の危うさをはらんでいる。

子というのは不思議な存在である。子のためなら自分を犠牲にできると考える親は少なくない。わたしも子を授かって初めて、「自分より大切なものがある」ことを知った。しかし、どれほど愛しいわが子でも、手を伸ばせばふれられる距離にあっても、目の前の者はわたしの「他者」である。その生と死を、わたしが代わりに引き受けることはできない。生の諸課題はその人自身のものであり、親といえども、それを奪いとってはならないのだ。

周囲の言動にわたしは傷ついた。しかし実は、ほかならぬわたし自身がダウン症の子を特別視していたのだ。光嗣という存在をそのまま受けとめるのではなく、「ダウン症児」ないし「障害児」という枠をはめ、その能力・可能性について判断していた。そのようにしていつの間にか、彼を守られるべき対象に貶めていた。ダウン症の子を「障害児」として、特別な眼で見るという点では、わたしも周囲の人たちと変わりがなかった。

ダウン症には、発達の歩みが緩やかであるなどの特性が見られる。しかしそれ以外の面では、他の子たちと大きな違いはない。したがって子どものペースに合わせて、じっくりと、丁寧に子育てに取り組めばよいのだ。

現在のわたしはこのように考える。しかし、そのように考えられるようになるまで、相当の時間を要した。そのために必要な学びをわたしは積まなければならなかった。それはわが子を自分の枠から解き放ち、「他者」として受けとめるレッスンであった。

大きな学びのチャンスは、息子が三歳の春に訪れた。二〇一一年四月から一年間、わたしは家族とともに、スウェーデンで生活することになったのである。スウェーデンは「福祉の国」として知られる。そこで家族とともに生活することで、障害をもつ息子と共に生きる希望が見つかるのではないか。そのような予感と期待に駆られて、わたしたちはスウェーデンへ出かけた。

待ち受けていたのは、障害者と共に生きる社会だった。いや、「障害者」だけでない。スウェーデン社会は「子ども」、「女性」、「移民」を「他者」として受け入れ、これらの者たちと共に生きることに挑戦していた。それは「他者」と共に生きる社会だった。

前章で紹介したように、阿部恭嗣は生涯をかけて、共に生きること、本当に生きることに挑戦した。阿部に背中を押され、わたしは光嗣と共に生きると決めた。スウェーデンで暮らしてみると、そこには阿部たちが願った社会生活があった。福祉や教育の現場を訪れるたび、わたしは驚嘆し、その光景を阿部と共有したいと思った。

本章では「森」、「子ども」、「女性」に着目し、他なるものと共に生きる社会の輪郭を描き出す。そのうえで「障害者」と共に生きる社会について主題的に考察する。障害者は、スウェーデン社会でどのように暮らしているのか。それを支える「福祉」の理念と思想はどのようなものか。他者と共に生きる社会のあり様が、それを根底で支える価値や理念とともに浮かびあがるだろう。

2　森と共にある暮らし――スウェーデン社会を根底で支えるもの

北欧の夏は光に溢れ、冬は闇に閉ざされる。真冬の暗黒の空には、しかし、無数の星が輝き出る。地上ではそれが雪に照らし返され、幻想的な光の世界が現出する。北極圏まで足を延ばせば、オーロラが見られる。刻一刻と形と色を変えながら、まるでドラゴンのように、青白い光が夜空を駆けめぐるのだ――わたしも極寒のラップランドへ出かけ、時を忘れてオーロラを追いかけた。

わたしたちは、ボロース（Borås）というスウェーデン南西部の都市で暮らした。ボロースは西海岸のヨーテボリ（Göteborg）から東方約六五キロメートルの内陸に位置する、人口約一〇万人のコミューン（基礎自治体：日本の「市町村」に相当する）である。

ラップランドには及ばないにしても、ボロースでも夏と冬のコントラストは鮮やかである。夏は夜九時を過ぎても、昼間の明るさが続く。陽光を求めて、人びとは屋外にくり出し、短い夏を心ゆくまで楽しむ。六月には夏至祭が祝われ、人びとは浮かれ騒ぐ。

短い夏が終わり、やがて冬が近づくと、夏の陽気さとはうって変わり、人びとの表情は険しくなる。スウェーデンで暮らすと、その理由がよくわかる。陽光にふれる時間が極端に短くなると、気分が鬱々とし、息苦しくなるのだ。人間にとって、いや、生き物にとって「光」がいかに大切であるか、身をもって学ぶことになる。

旧暦の冬至には聖ルシア祭が祝われる。この祭りの中心も「光」である。ろうそくを冠したルシア王女を先頭に、闇のなかを光の行列が行進する。光に溢れる夏至には「光に対する感謝」が、闇に覆われる冬至には「光に対する待望」が表現されるのである。スウェーデンの生活では、一年を通して「光」と「闇」が強く意識される。

またスウェーデンはフィンランドと並んで、「森と湖の国」と呼ばれる。じっさい機上から見下ろすと、森と湖沼が次々に姿を現す。森と湖沼の合間に住宅地が点在すると表現した方が正確だろう。

わたしたちの居住地区――中心市街地からバスで約一〇分――も森に囲まれていた。入居した公営アパートは森の道に隣接しており、そこでは年代や性別を異にする多くの人たちを見かけた。森をさらに奥まで進むと、小さな湖に出た。夏の湖畔は日光浴

娘と息子、森の道で

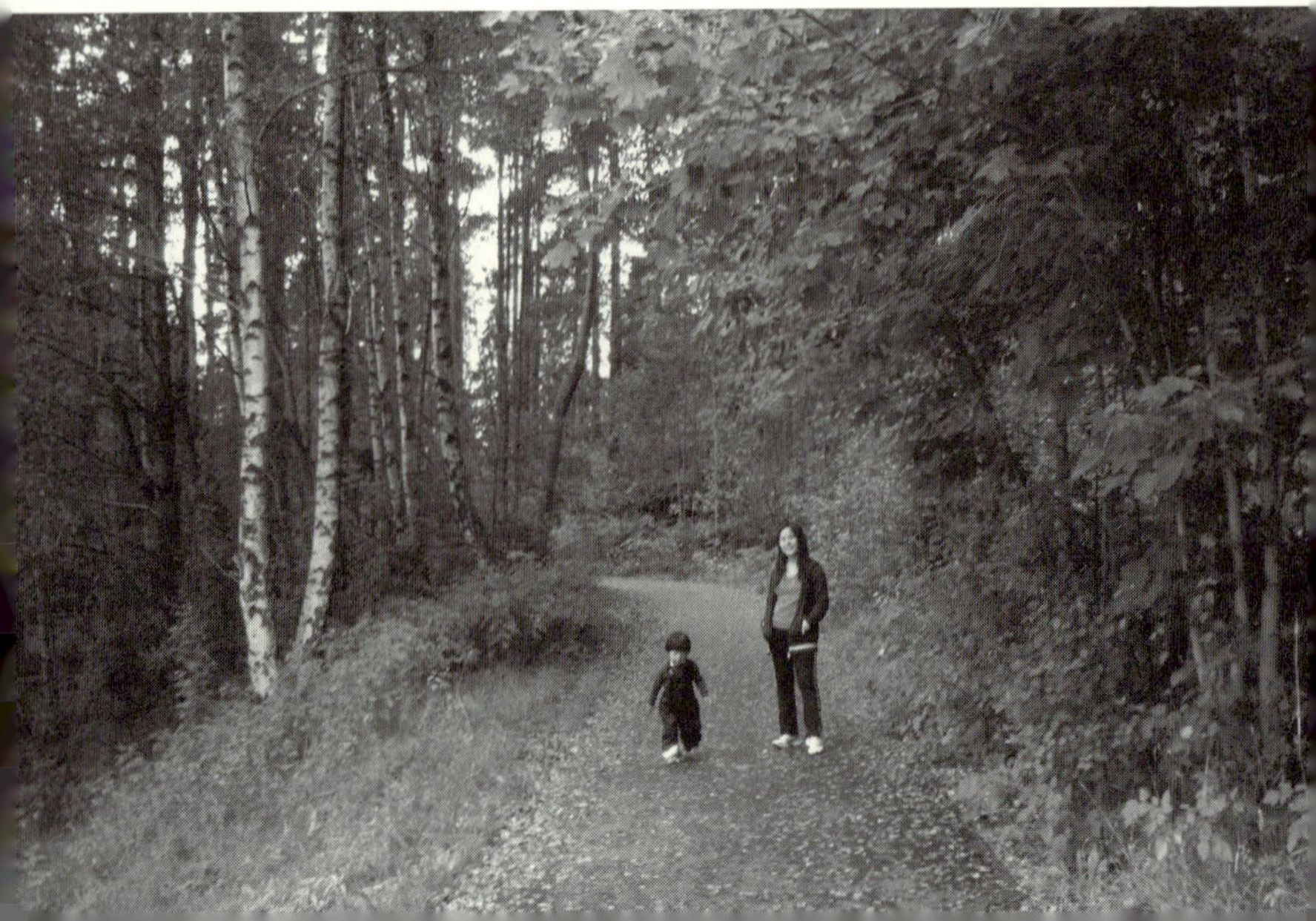

の住民で溢れ、冬になると湖に面したサウナが賑わいを見せる。たっぷり汗をかいた後、零下の水温の湖に飛びこむ者も少なくない――わたしも友人たちと挑戦した。近隣のスーパーマーケットへ家族で買い出しに出かける途中にも、二つの湖があり、わたしたちはしばし湖畔で足を休めた。

娘の観月（当時十二歳）が通学した公立学校の裏手には森があり、そこで生徒たちは大人（教員）から干渉を受けることなく、思い思いに時間をすごしていた。就学前の幼児たちが保育士とともに、森を歩く姿もよく目にした。

なぜ子どもたちを森へ連れていくのか、子どもを森で育てるのか。この疑問にスウェーデンのあるベテラン保育士は、次のような言葉で答える。

子どもたちが求めているのは知識や情報ではありません。子どもたちは、五感を使った体験を通して全体を把握したいという好奇心でいっぱいです。自然のなかで起こる不思議なこと、奇跡と感じるようなこと、そして、それらの美しさを感じ取る感覚は、体験や遊びを通してこそ身につけられることなのです。（略）子どもたちは、私たちを含むすべての生き物が自然に依拠していることを、体験を通して理解しています。自らの経験で学んだことは忘れません。まだ字が読めなくても、見たり、聞いたり、感じたりすることで学んでいくのです。つまり、自然そのものが教科書なのです。

（岡部二〇〇七、x　表記は一部改めた）

米国の海洋生物学者、R・カーソンの表現を借りるならば、スウェーデンの子どもたちは幼少期から森で時間をすごすことで、「センス・オブ・ワンダー」(sense of wonder) ――神秘や不思議に目を見張る感性――を培うといってよいだろう(カーソン一九九六、二三)。新しいものや未知のものと森で出会い、それらを驚きつつ受け入れるという体験を通して、子どもたちは「他なるもの」に対する共感と想像力を身につける。自然な存在としてそれらを尊重することを覚える。こうした感性が他者に向けられるとき、それは社会的連帯を築く礎《いしずえ》となるだろう。

幼少期だけでなく、大人になってからも、人びとは森へ出かける。初夏にはベリー類を摘むため、秋にはきのこ狩りを楽しむため、家族や仲間たちと森へ分け入る。「自然は万人に属する」という思想に基づいて、スウェーデンでは「自然享受権」(Allemansrätten) が保障されている。たとえ私有地であっても、所有者の生活を脅かさないかぎり、他人の土地に自由に立ち入り、自然の恵みを享受(通行・滞在・利用・採取)することが慣習法により認められているのである。

森で経験を重ね、人びとは、すべての生き物が自然に依拠していること、人間も例外でないことを学ぶ。そのようにして「生」と「死」の理解を深め、「自然」の営みのうちに自らの「生」と「死」をおき入れることを覚える。先の保育士が語るように、「自らの経験で学んだこと」は忘れないものだ。

それを痛感したのは、ストックホルムのホスピス (Ersta Hospice) を訪れた時だった。建物の二階は、中央のバルコニーを中心に設計されていた。大きなバルコニーには樹木が生い茂り、清水が流れていた。樹々の間にテーブルやイスが配置され、入所者はそこで思い思いに時間をすごしていた。入所者の居室はバルコニーをとり囲み、霊安室はバルコニーと向かい合っていた。悲しいとき、苦しいとき、独りになりたいとき、かつて森に入ったように、入所者はバルコニーへ出るのだ。「このホスピスでもっとも大切な場所はどこですか？」と問いかけると、ホスピス医長は「このバルコニーです」と即答した。

そこでわたしは森へいく。樹々の下に入ると、頼もしいことに、ほとんどただちに、わたしがなにもせずとも、事物はあるべき場所に収まる。森の外部、つまり人間の空間のうちには存在しない秩序に、わたしは加わる。（略）わたしは、わたしが考えていたほど重要ではない。人類は、わたしが考えていたほど重要ではない。わたしはそれを喜ぶ。わたしの心は急き立てられることなく、自らの自然を感じ、自由である。森はここで、それ自身の時のなかで育った。わたしも、わたし自身の時のなかで生き、苦しみ、歓び、死ぬのだ。(Berry 2002, 25)

ここで米国の農的思想家、W・ベリーが述べるように、森のなかで人間は、他の事物とともに「あるべき場所」に帰属する。そこでは人間世界の約束事は無効であり、人間は自然の秩序のもとにおかれる。4章で紹介したように、コユーコン族の教えを受けたネルソンならばそれを「もっと大きな生命」に与える、目屋マタギの工藤光治ならば「いのちの源」に還る、と言葉にするだろう。

スウェーデンのホスピスで、老人福祉施設で、自宅で、わたしは高齢者や終末期病者との対話を重ねた。それを通してわたしが実感したこと、それは森とともにある生活は豊かな自然観を育み、同時に、各人の死生観に土台を提供しているということである。

スウェーデンの終末期医療の現場では、いわゆる「延命措置」にほとんどお目にかからない。経口で栄養摂取できなくなった終末期患者に対して、胃瘻《いろう》をふくめ経管栄養や補液の措置はとられず、「自然な看取り」が推奨される。そもそもスウェーデンでは、終末期医療にかぎらず、医療サービスの供給が抑制的である。こうした医療政策は、患者や家族（国民）の広い支持があって初めて成立する。森で育まれた自然観・死生観は、終末期医療のあり方に影響を及ぼしているのだろう。同様に、「緑の福祉国家」（一九九六年）という理念に表される先進的な環境政策（小澤二〇〇六）は、合理的な社会設計と徹底した対話（竹之内二〇一三b）とともに、森で育まれた自然観に支えられているように思われる。

森とともにある暮らしは、スウェーデン社会の根本的価値を形成している。それを確認したうえで、次節では「子ども」と「女性」をとりあげ、「他者」と共に生きる社会に接近することにしよう。

3　他者と共に生きる社会——子どもと女性をめぐって

「すべての者の学校」というスローガンのもと、スウェーデンの学校教育は「民主主義」「平等」「多文化共生」の理念を堅持してきた。学習指導要領には「民主主義社会の構成員を育成する」という目標が掲げられ、「個々の子どもの前提条件とニーズに対応」すること、「子どもの背景（的条件）、経験、言語、文化を出発点とし、子どもの学習の継続と知識の発達を促す」ことが明記される（是永二〇〇九、二五七）。

ここで「平等」は、すべての子どもを同列に扱う「形式的平等」ではなく、個別のニーズに応じる「実質的平等」を意味する。個別のニーズに応じる教育を実現するため、黒板を用いた一斉指導は行われず、一人ひとりのために作成された個別発達計画に沿って、各自のペースで学習が進められる。さらに「特別な教育的ニーズをもつ子ども」に対しては、「対応プログラム」が作成される。「特別な教育的ニーズ」には障害や学校不適応だけでなく、言語、エスニシティ、貧困などに起因するニーズが含まれる（同上、二五八）。

たとえばわたしたちの娘は、地区の基礎学校（七—十六歳）に入学した時点で、英語で十分にコミュニケーションがとれず、スウェーデン語はまったくできなかった。それに対してコミューンの担当者は入学前の面談において、母語（第一言語）の運用能力の大切さを強調した。抽象的な思考の成否は母語に依存するから、引き続き日本語能力を向上させる、そのうえで英語（第二言語）やスウェーデン語（第三言語）の習得に挑戦するように提案した。さらにコミューンは、娘のため専属のアシスタントを用意してくれた。限られた時間枠（週五時間）ではあったが、日本語通訳が授業に同席し、娘の修学をサポートしてくれた(1)。

このような教育のもとでは、「健常児」と「障害児」の二分法は意味を失う。「障害児」といっても、「障害」の種別と程度によって特性と課題は異なるから、ひと括りにすることができない。同様に「健常児」といっても、たとえば移民や貧困家庭の子に見られるように、母語、宗教、モラル、生活水準などの相異に応じて、子どもたちは多様な課題に直面する。そもそも「一人の子どもの発達の可能性に最適な環境は、子どもによって、それこそいろいろ」であり、「子どもの発達のダイナミズムは、一般的な形で設定することはできない」はずである（暉峻二〇一七、一一八）。それを踏まえてスウェーデンの学校では、各人の個別ニーズを理解し、それに応えることに主眼がおかれる。それゆえ日本社会におけるように、グレーゾーンの子どもが「普通教育」と「特別支援教育」の狭間で苦しむことがない。

娘は第五学年（十一―十二歳）のクラスに加わったが、居住地区の住民構成を反映して、十五人のクラスメートはすべて移民だった。担任の教員は、彼女自身も移民として育った経験を踏まえ、「この子たちをスウェーデン社会の一員に育てる」と奮闘していた。教科書は貸与され、文房具と給食が無償で提供されていた。

スウェーデンの学校教育では、「個のニーズに応える」という基本方針のもと、子ども一人ひとりの主体性と多様性が尊重され、学びの環境が整備される。またコミューンが成人学校を運営するなど、成人教育も充実しており、障害者や移民をふくめて「だれでも、いつでも、無償で」学ぶことのできるリカレント教育の機会が保障されている。民主的で包摂的な市民社会は、このような教育的基盤によって支えられているのである。

もうひとつ、スウェーデン社会の特徴として、女性の活躍があげられる。スウェーデンは、「女性」と共に生きる社会でもある。そして「女性革命」による「女性の社会的地位の変化」は、デンマーク出身の社会学者G・エスピン - アンデルセンによれば、「福祉国家に革命的な変化をもたらした要因」のひとつである。

女性革命は、社会の基盤に根源的変化をもたらす。女性のライフスタイルは、短期間のうちに信じられないほど激変した。変化に要した時間は、ほんの一世代である。戦後数十年間の典型的女性像とは、主婦として家庭に納まることであったが、彼女らの娘の世代では、自ら働いて経済的自立を手に入れる生活を選択できる機会が増えた。この世代に急変をもたらした決定要因は、教育水準ときちんとした給与であった。(略)大部分の先進国では、今後、女性は男性よりも高い教育水準を得ることになる。いち早く女性革命が始まった北米や北欧では、出産による仕事の中断は最小限に抑えられ、女性の大半（七五パーセント）は、生涯にわたって職をもち続けることになった。（エスピン - アンデルセン二〇〇八、二）

特別な事情がない限り、スウェーデン社会ではほぼすべての女性が就労するため、専業主婦がほとんど存在しない（木下二〇一六、五五）。その背景には、エスピン - アンデルセンが示唆するように、女性の社会進出を支える継続的な政策と制度設計がある。各世帯に二人の納税者を生み出し、納税人口を増やすという戦略のもと、女性が働きやすいように、介護や育児の一部分が「社会化」されてきた。それとともに男性は「大黒柱」（breadwinner）としての重圧から解放され、育児や家事を分担するようになった。こうしてスウェーデン社会では、「男も女も働いて、男も女も育児・家事をし、男も女も納税する」というライフスタイルが確立されたのである（岡澤二〇一六、一二）。

そのライフスタイルを反映して、夕方が近づくと、キャンパスは人影まばらになる。育児・家事を分担するため、男女を問わず、教職員が姿を消すのである。週末も金曜日の昼を過ぎると、ひと気がなくなる。休日に出勤するスタッフはまずいない――夏休みに入っても大学の研究室で仕事をしていたところ、わたしは、たまたま忘れ物を取りに職場に立ち寄った同僚から、「あなたはひと夏中、そうやって机にかじりついているの？　家族サービス（family duty）はどうしたの？」と呆れられた。

スウェーデンでは一九七〇年代から、「男女とも仕事、家庭、社会における活動に関して平等な権利・義務・可能性を有する」という基本原則に基づき社会政策が進められてきた（高橋二〇〇九、二七四）。その結果、スウェーデンは現在、男女平等が世界でもっとも進んだ国のひとつと数えられる。(2) とりわけ教育・福祉分野で女性の活躍は顕著である。わたしが客員教授を務めたボロース大学健康科学部の同僚の大半は女性だった。またスウェーデン滞在中に出会った医療福祉分野の研究者や専門職（管理職）の大部分が女性だった。そもそもわたしをボロース大学に招聘した教授（カーリン・ダールベリ）が女性だった。週末には、郊外にある彼女の自宅で歓待され、夜がふけるまで対話した。

4 スウェーデンにおける障害者の生活——パーソナル・アシスタントを雇用する

着任して間もなく、ボロース大学で研究会が開かれた。その席でわたしはヨーテボリ大学の講師（看護学）、モード・ルンデンと出会った。参加者全員の前でわたしが自己紹介すると、彼女の方から話しかけてくれた。聞けば彼女の息子ペーターは、自閉症を抱えながら、成人を機に親もとを離れ、グループホームで自立生活しているという。

モードは数日後、「オーレンスカ」（Ågrenska）という障害者支援センターにわたしを案内してくれた。(3) このセンターは、ヨーテボリ郊外の海辺の避暑地にあり、その立地条件を生かしたショートステイ・プログラムを提供していた。同時に、障害者の家族どうしが交流し、余暇活動を楽しめるように、各種プログラムが用意されていた。

これらのサービスプログラムは、「機能障害者を対象とする援助とサービスに関する法律」（一九九四年施行、ＬＳＳ法と略記）に基づいている。同法九条では、自立生活を営むため「機能障害」（funktionshindrade）をもつ者が必要とする援助・サービスが具体的に列挙され、これを供給する自治体の責任が明記される。

そのうちショートステイの制度は、機能障害者（以下では「障害者」と表記する）が自宅外の場所に滞在する機会を保障する。レスパイトケアは、障害者を自宅で介護している家族に替わって、障害者のケアを引き受ける。余暇時間に外出したり、文化・社会的活動に参加したりする際は、必要に応じてガイドヘルプサービスを利用することができる。前述のオーレンスカのサービスプログラムは、これらを上手に組み合わせたものなのである。

なかでもパーソナル・アシスタンスは特筆に値する。これは衣服の着脱、衛生管理、摂食、他者とのコミュニケーションなど、日常生活の広範なニーズに応じた個別援助・サービスである。障害者は、希望する支援プログラムとアシスタント（援助者）の「雇用者」（雇用責任者）を決めてコミューンに申請し、認可された時間枠の援助を受ける。「雇用者」は障害者本人が務めてもよいし、コミューンや民間企業に委託してもよい。

ＬＳＳ法の特徴のひとつは、支援対象の包括性にある。同法の前身である「知的障害者等特別援護法」（一九八六年）では、知的障害者に対象が限定されていた。それに対してＬＳＳ法では、自閉症や身体障害をふくめて、「日常生活を送ることが困難であり、援助やサービスを必要とする」すべての者が対象とされる（第一条）。

たとえばヨーテボリ在住のブリッタ・ヨハンニスの場合、一九八二年に多発性硬化症と診断され、一九九四年十月からＬＳＳ法に基づく援助（当初は週六十七時間）を受けてきた。二〇〇三年に夫と死別した後も、パーソナル・アシスタンスを利用して、独り暮らしを続けている。平日は七時から十六時までと二十一時から二十三時まで、週末は八時から十六時までと二十一時から二十三時まで、パーソナル・アシスタントが彼女の自宅を訪れ、毎週七二・五時間（二〇一一年当時）の援助を提供する。

毎日十六時から二十一時までの間は、私の家にはアシスタントがいません。この時間が私の余暇時間です。一人の時間はとても大切な時間で、電話で友人と話したり、友だちに会ったり、書き物をしたり、何もしないでぼんやり過ごしたりしています。就寝している時間も私は一人です。もし、夜間などに緊急の援助が必要な場合には、安心アラームを使って援助を求めることができます（ヨハニソン二〇一一、三二）。

わたしたちが訪問した際も、アシスタントはわたしたちと挨拶を交わした後、ブリッタのプライバシーを尊重するため、さりげなく席をはずした。ブリッタの生活は、日本社会における障害者の境遇とかけ離れたものだった。

阿部恭嗣の自立生活を思い起こしてみよう。阿部その人は自立ホームのうちに、「障害がどんなに重度であろうとも、介護の手立てを自己責任でクリアーできれば誰でも入居できる」（阿部二〇一〇、一二四）という希望を見いだした。しかし裏を返せば、自分で無償ボランティアを見つけなければ、自立生活を営めなかったのである。

現に阿部の入所は、自立生活に必要な介助ボランティアを確保できなかったため、ホーム開設からひと月遅れになった。入所後も「自転車操業のようなボランティア探し」の毎日が続いた（同上、一二一）。それでも阿部は幸運に恵まれた方だろう。彼の仲間の多くは、介助ボランティアを確保できず、自立生活を断念したのだから。

「ボランティア」は自発的な意思に基づき、無償で援助・サービスに携わる。それゆえ意欲をなくせばやめてしまう。しかもやって来るのは未経験者、「介助などが初めてのボランティア」（同上、一三三）ばかりである。だから阿部は「言葉で何度も伝えて、ボランティアの方に理解と習得」（同上、一三四）を促す。しかし時には「忍耐が切れて、荒い言葉で指摘したり、不機嫌な顔をしたりする」ことになる。

それでもボランティアがいなくなってしまえば、「自立生活」が不可能になる。自らの生活をボランティアに依存する者は、ボランティアの気まぐれに翻弄されながらも、ボランティアを気遣い、ボランティアに気兼ねせざるをえない。自らの要求や感情を表明することを抑制せざるをえない。

それと対照的に、ブリッタはパーソナル・アシスタントを雇用する立場にある。「雇用者」を務めることに負担を感じるならば、コミューンや民間企業に委託しても構わない。それでも支援プログラムの内容とアシスタントの人選について、彼女は当事者として意向を反映させることができる。家族や友人をアシスタントに指名しても構わないし、介助の技術に重きをおいて人選を進めてもよい。当事者は自分で決め、自らの生活を設計することができるのだ。

ブリッタの場合、「よいアシスタント」の第一条件は「相性のよさ」である。相性がよければ、たいていの問題は話し合って解決できる。パーソナル・アシスタンスは、それを利用する者の生活と深くかかわるから、「相性」は無視できないファクターだろう。相性が合わないと判断すれば、利用者はアシスタントを替えることができる。

パーソナル・アシスタントは雇用契約を結び、対価を得て、援助・サービスに従事する。アシスタントはそれに見合った責任感を抱き、自らの知・技の向上に努めることが期待される。1章で確認したように、人間の活動としての介助には、主体性を発揮する固有な方法がある。それは相手を理解し、相手の呼びかけに応える（response）という仕方で、責任（responsibility）を果たすというものである。

モードの息子、ペーターが生活するグループホームを訪問した際、ある若いアシスタントは、彼女がケア実践の拠り所としている言葉を紹介してくれた。それは隣国デンマークの哲学者キェルケゴールの言葉で、彼女はそれをケア専門職としての養成過程で学んだのだという。

人を一定の場所に導くことに真実に成功すべきであるなら、まず第一に、彼が居る場所で彼を見出すことに注意し、そしてそこで始めなければならないということ。

これは他人を手助けするあらゆる技術の秘密である。これができないような者は皆、もし彼が他人を助けることができると考えているなら、彼自身、妄想をしているのだ。真実に他人を助け得るためには、私は彼よりも多くのことを理解しなければならない――けれども、まず第一に彼が理解しているものを理解しなければならないだろう。もし私がそれをやらないなら、私の、より多くの理解は、彼に何の助けにもならない。（略）手助けをする者はまず、彼が助けようとする者のもとに遜《へりくだ》らねばならない。そしてそれによって理解しなければならないことは、手助けをするということは支配するということではなく仕えるということであり、手助けをするということは支配欲にひどく駆られた者たることではなくてもっとも忍耐強い者たることであり、手助けするということはさしあたって、正しくはないし、また他人が理解しているものを理解しないという汚名に甘んじる自発性なのだ、ということである。（キェルケゴール 一九八八、三五八）

介助の営みは、相手を理解すること、相手の呼びかけに聴き従うことから始まる。欠落を抱える者として、「あなた」は「わたし」に呼びかける。ケアする者として、「わたし」はそれに応え、それとともに自らの存在を引き受けなおしていく。しかしときに「わたし」は、「あなた」を理解し損ね、呼びかけを聴き損なう。とりわけ発達障害や知的障害を抱える者を理解すること、彼（女）らが「理解しているもの」を理解することは難しい。失敗を重ねながら、時間をかけてじっくり相手と向き合わなければならない。しかしそこから出発しなければ、いくら手を尽くそうが「何の助け」にもならない。「不理解」という汚名を着せられることを恐れていては、介助という営みは始まらないのだ。

障害者グループホームで入居者は、独立した自立生活を営む。専有スペースは「個室」ではなく「自宅」と位置づけられ、それに対して入居者は家賃を支払う。パーソナル・アシスタントは事務室で待機し、入居者の「自宅」へ出かけていく。文字通り、「彼が居る場所で彼を見出す」ことから始めるのだ。そこは「自宅」であるから、「普通の」(normal)住宅と同じように、台所、居間、寝室、風呂、トイレ、玄関など、日常生活に必要な機能空間が完備されている。

それと同時に、週末の会食など、他の入居者や家族・友人と交流し、社会生活を営む機会が重視される。それは多くの人びとが「普通の」暮らしのなかで求め、享受しているものだろう。こうしてグループホームは、複数の専有スペース(自宅)と食堂や談話室などの共有スペースとから構成される。

ペーターのグループホームでは、入居者たちは日中の活動から戻ると、パーソナル・アシスタントたちが待機する事務所に立ち寄っていた。事務所でスタッフや仲間たちと顔を合わせ、ひと息つくと、やがてそれぞれの「自宅」へ戻っていった。

スウェーデンには阿部たちが願った「自立生活」があった。どうしたらこのような社会を実現できるのか、なかば自問のように口にすると、モードはスウェーデンの社会制度と障害者運動の歴史について話してくれた。今日の障害者福祉はけっして与えられたものではなく、障害者とその親たちが運動を通して勝ち取ってきたものだというのである。次節では「施設解体」の政策とそれを支える「ノーマライゼーション」の理念を道標に、「障害者」と共に生きる社会の歩みを辿ることにしよう。

5 障害者と共に生きる社会の歩み——「ノーマライゼーション」と「施設解体」

「ノーマライゼーション」は、デンマークのN・E・バンク‐ミケルセンによって提唱され、その後スウェーデンのB・ニィリエにより発展させられたと一般に理解されている。しかし実際の経緯はもうすこし複雑なようである。そのあたりの事情から見ていこう。

デンマークでは一九五四年、社会大臣直属の福祉サービス問題検討委員会が設置され、福祉サービスの見なおしが始まった。それに対してデンマーク精神遅滞者親の会から、入所施設の改革などの要望が出された。委員会代表としてこの要望を聞き入れ、報告書（一九五八年）をとりまとめたのがバンク‐ミケルセンであった。報告書に基づき制定された精神遅滞者福祉法（一九五九年）の前文では、「精神遅滞の人々のために、できるだけノーマルな生活状態に近い生活をつくりだす」ことが明記された（バンク‐ミケルセン 一九七九、二二）。同法案の策定に尽力したバンク‐ミケルセンが「ノーマライゼーションの父」と呼ばれる所以である。

しかしスウェーデンでは、すでに一九四六年の社会庁報告書において、社会的不平等を是正する原理として「ノーマライゼーション」が提唱されていた。

障害者自身にも市民としての基本的権利が認められるべきであるという考え方は、これまでほとんど見られなかった。真っ先に考慮されなければならない平等な人間としての価値や平等の権利は、民主主義の根幹をなすべきものである。入所施設は、本来社会的な存在であり、もし可能であれば、身体能力や知的能力、経済資源などに関係なく、あらゆる人が共に生きられるような場でなければならない。一般の計画から排除され、特別な環境がつくられるというようなことは、いつもあるわけではないが、可能な限り避けるべきである。障害者に対して、生活、教育、雇用を「ノーマル（普通）にすること」（normalisering）は、心理学的にたいへん有効である（SOU 1946: 24, 28）

ニィリエはこの報告を知り、「障害者の生活条件をどういったかたちで、可能なかぎりノーマルなものにすることができるか」と問い始めた。それに先立って彼は、精神発達遅滞児童・青年・成人連盟（以下、ＦＵＢと略記）の事務局長を務めており、知的障害者に必要な支援・サービスを提供する法的枠組みを創出するべく奔走していた。その過程でニィリエは、デンマークの精神遅滞者福祉法を知り、バンク-ミケルセンと面識を得た。

バンク-ミケルセンとの意見交換を通して、ニィリエは「ノーマライゼーション」(normalization)の概念を彫琢していく。米国大統領委員会報告書に論文（Nirje 1969）を寄稿し、なお抽象的な理解にとどまっていた「ノーマライゼーション原理」の理論化を進める。

ノーマライゼーション原理は、「障害をもつあらゆる人が、社会で通常とされる生活形態や生活条件と同じか、さもなければできるだけそれに近い条件で暮らせるように支援する」ための原理である（ニィリエ二〇〇四、一二五）。ニィリエはそれが「障害の程度にかかわらず、すべての障害者に適用でき、また他の社会的弱者と呼ばれる人々すべてにあてはまる」こと、「あらゆる社会のあらゆる年齢層に有益であり、個人の発達や社会変革に適応しうる」こと、その意味で「普遍的なもので、特定の文化に限定されたものではない」ことを強調する(同上、一二七、一三〇)。そのうえで「自己決定」の大切さを指摘する。

最も弱く、社会から逸脱した価値のない人たちだと思われてきた知的障害をもつ人々の自己決定の問題を解決することができれば、私たちは、彼ら以外の価値が低いと見られてきた人たちや他の障害をもつ人たちに、有意義で、その社会に合った、あたり前の自己決定を保障することのできる新しい社会をつくることができるだろう。そうすれば、知的障害をもつ人々以外の障害をもつ人々の生活条件をごく普通にすることができ、生活の質を向上させることにもなる。(同上、八八)

「自己決定」が叶えられないかぎり、「ノーマライゼーション」は達成されない。「知的障害をもつ人々の自己決定の問題を解決する」ためには、どうしたらよいのか。「自分で決める」機会を可能なかぎり提供し、「自分で決める」能力を開発する、またそのために必要な支援を提供するほかないだろう。

たとえばヨーテボリのエルドラードというセンターでは、重度障害者――「基本的な利用者は自分で言葉を話せない人というのが原則」――に対して、「言葉に代わるコミュニケーションの方法を見つけ出す」活動が提供される（ヨハンソン二〇〇七、二〇一一）。また「非常に刺激的なおもしろい環境にあると、人間というものは何かやろうという気が起きる」という着想のもと、遊びの要素を織り込みながら、聴覚、視覚、触覚、コミュニケーションの潜在能力を引き出すハビリテーションのプログラムが提供される（同上、二一）。

「自分で決める」機会はプレスクール（小学校入学前の学びの場）などで、就学前の段階から日常的に提供される。

一歳半の子も三歳の子も、男の子も女の子も、障害のある子も障害のない子も、子どもが言う意見は平等に扱われます。それから選択の自由。必ず二つか三つ、ミルクを飲むかジュースを飲むかと選べるようになっているのです。（ハンソン二〇〇八、二二）

可能なかぎり選択の機会を与え、「自分で決める」習慣と能力を育んでいく。友子ハンソンによれば、それは「スウェーデン社会を支えている」基盤的な理念であるという（同上）。

今日のスウェーデン社会では、すべての人の「自己決定」の権利が尊重される。しかし一九七〇年代当時、ニィリエの発想は、知的障害児の親たちとの間に軋轢を生んだ。ニィリエは、知的障害者の「自己決定権」とその行使のための「支援」を強調した。しかし知的障害児の親たちは、それを受けとめきれなかった。当時の親たちの受けとめ方を、FUBのある相談員は、次のように記している。

かつて家族は、これ以外の方法がないものと思い、子どもを施設に預けていた。施設に預けるのが良い方法だと考えていた人たちも多かったようだが、ずっと多くの人たちは、子どもを預けると簡単には決められなかった。子どもを預けた後も、家族は深い悲しみ、不安、罪悪感などに苛まれていた。それが今頃になってこの有り様だ。子どもを預けたことは良いことではなかったのだろうか。それは子どもにとって悪いことだったのだろうか。今になって、施設は住居としていかにひどいものであるかということが盛んに言われている。（ラーション他二〇〇〇、一三四―五　ただし表記は一部改めた）

子どもを施設に入所させるというかつての自分たちの判断が問われている、施設解体の施策を障害児の親たちはそのように受けとめた。地域社会へ子どもたちを送り出すことにも不安を覚えた。

親たちの気持ちは痛いほどよくわかる。しかしここで障害を抱える当事者は、「自己決定」の主体と見られていない。ＦＵＢの親たちは、子どもを「援護」の対象と見なす発想を脱却できなかったのだ。

しかしスウェーデン社会はその後、「ノーマライゼーション」の理念とともに、施設解体を押し進め、障害者各人が自己決定に基づいて社会参加する権利を保障する方向へ踏み出していく。その共通認識は「福祉の基本法」といわれる社会サービス法（第一章第一条）で、次のように表現される。

> 公的な社会サービスは、経済・社会的保障、生活条件の平等、地域社会生活への積極的参加を促進するという観点から、民主主義（demokrati）と連帯（solidaritet）を基礎として確立されるべきである。（略）また社会サービス活動は、個人の自己決定と全一性（integritet）の尊重を基礎としてなされるべきである。（Socialdepartementet 2001）

「社会サービス法」（一九八二年施行、二〇〇〇年改正）は、障害者福祉、高齢者福祉、児童福祉、生活保護などを統括し、「包括的福祉」の基本法としての役割を担っている。ただし同法は枠組み法であるから、サービス給付の水準は自治体の裁量に委ねられる。税収が落ち込み、自治体の経済事情が悪化すれば、サービス給付が切り詰められる恐れがある。それに対してＬＳＳ法では、先に確認した通り、地域社会での自立生活のために必要な援助・サービスとこれを供給するコミューンの責任が具体的に定められる。LSS法は、障害者の「権利」を守る防波堤としての役割を担っているのである。

LSS法では、現存する特別病院と入所施設を解体する方針が示され、ランスティング（広域自治体：日本の「県」に相当する）とコミューンは、具体的な解体計画を提出することを義務づけられた。すべての障害者がグループホームやサービスハウス（介護付住宅）で生活できるように、自治体は具体的施策を明らかにすることを求められたのである。

なぜ施設を解体するのか。施設では人びとが集団単位で扱われることが多く、入所者を個人として認識し理解することが困難であるからだ。施設は「住宅・労働・交際・余暇など日常生活のあらゆる場面・事柄がそこで完結してしまっている」特殊な環境にある（河東田二〇〇〇、一七五）。そのうえ「地域から遠く離れ、隔離された所にあることが多い」ため、「独特の規範と運営システムをもつ特殊な施設文化が形成されてしまい、社会的コントロールがきかなくなってしまう」（同上、一七六）。

施設という閉ざされた空間で、ひとたび画一的な生活に順応してしまうと、施設の外に出て、自分の判断で社会生活を営むことが困難になる。かくして施設入居者は、施設職員を「主人」として、施設職員が満足するようにふるまう習癖を身につけてしまう（ラーション他二〇〇〇、八三）。

施設の集団生活では、障害者が「自分で決める」機会が乏しく、自己決定能力の維持・向上を図れない。このような認識とともにスウェーデン社会では、多くの障害者がグループホームを拠点に、地域社会で生活しているのである。

6 人間としてよく生きることを支え合う――ケアと権利の相克を超えて

住み処を施設から自宅へ移すことで、障害者は施設職員によるケアを享受する立場から、パーソナル・アシスタントを雇用して自身の生活を管理する立場へ転じる。自立生活を営むということは、食事メニューや二四時間のタイム・スケジュールなど、あらゆることを自分で決め、生活を自ら設計することを意味する。「施設解体」は、当事者による管理を要請するのである。

ストックホルム自立生活協同組合（ＳＴＩＬ）とスウェーデン自立生活連盟（ＩＬ）を拠点に、障害者の自立運動を主導してきたアドルフ・Ｄ・ラッカは、当事者こそ「自らの生活の最高の専門家」であると主張する（ラッカ一九九七、八）。障害者の生活上のニーズについては、当の障害を抱えて生活する本人がもっともよくわかっている。それゆえ障害者の生活は、当事者により管理される場合、もっとも質が高まるというのである。それと同時にラッカは、社会サービスの「専門化」の負の産物として、障害者がソーシャルワーカーや他の専門職に依存的になる点をあげる。

私たちを介助するのは彼ら〔ケア専門職〕の仕事だが、多くの場合、彼らが提供しているサービスは、私たちが自分で自分の方向を決める機会を増やすというようには考えられていない。それどころか彼らは、私たち自身がイニシアティブを行使し、判断力と自信を育む可能性を奪ってしまっていることが多い。結果として、私たちの多くは、自分自身の生活を管理していると感じないでしまう。（同上、一一三）

専門職によるケアは、障害者に主体的な社会参加の道を拓くどころか、逆に、生活やライフスタイルを自分で決める機会を奪い、当事者を（判断力と自信を欠いた）無力な客体に仕立ててしまう危険をはらむ。このように「ケア」の倒錯的な一面を暴き出したうえで、ラッカは、「ヘムサマリート」（hemsamarit）という介護専門職の通称に批判の矛先をむける。

「ヘム」（家庭）「サマリート」（サマリア人）という呼称は、新約聖書に登場する「よきサマリア人」の譬え（ルカによる福音書十章、三〇―七節）に由来する。この呼称を字義通りにとれば、障害者は、おいはぎに襲われ、瀕死の重傷を負ったユダヤ人と同様、徹底的に受身かつ無力な立場におかれる。障害者の生命と幸福は、たまたま同じ道を通りかかり、救いの手を差し伸べたサマリア人の「善意」に完全に依存するのである。

このような「ケア」は、かりにそれが善意に基づくものであったとしても、障害者を「二級市民」

と見なす旧来の見解に根ざしている——かつてユダヤ人がサマリア人をそのように見下していたように。ラッカが指摘する通り、「ホーム・サマタリアン」というような言葉が生まれた社会風土においては、重度障害をもち、介助に依存する人びとが「サマタリアン」を解雇できるという考え方は、多くの人を怒らせるだろう（ラッカ 一九九七、七四）。

ラッカの主張は苛烈に響く。じっさい彼が日本で講演したとき、聴衆から「ついていけない」「じゃあ、私たちはどうすればいいのか」という声が聞かれたという。河東田の解釈によれば、それは障害者という「当事者」と「非当事者」の対立図式に対する拒否的な反応であったという（河東田 一九九七b、一三四）。それは当事者が主張する「権利」と非当事者による「ケア」の相克といってもよいだろう。非当事者による「ケア」は、当事者の「権利」との衝突を避けられないのだろうか。

わたしの眼には、ラッカはただ彼自身が「よし」とする仕方で生きたい、自分の判断で「よく生きる」自由を手に入れたいと要求しているように映る。「このような状態では生きていたくない」「別のように生きたい」という叫び——それを阿部恭嗣は「本当に生きる」と表現した——といってもよいだろう。この種の願いは、だれもが胸に抱いているものだろう。しかしそれが「要求」として、「障害者」から提起されるとき、当事者の生の状況を共有していない者にとって、それは理解しがたく、受け入れがたい。障害者はここで、「他者」として立ち現れるのである。

しかし「他者」であるのは障害者に限らない。子ども、異性、移民をふくめて、自分以外のすべての者は、いずれも「自」の枠組みに回収できない「他」なる者である。このような自他の裂け目になんとか橋を架けようとする試みを「ケア」と呼ぶならば、ケアにふさわしい言葉とはどのようなものだろうか。それはヴェーヌが指摘するように、「なにがあなたを苦しめているのですか?」という問いかけだろう(Weil 1966, 74)。E・ヨハンソンが指摘する通り、「いろいろなタイプの機能障害者当人が、わたしたちに、障害があるとはどういうことかを話してくれなかったら、だれが教えることができる」だろうか(ヨハンソン二〇〇七、八)。

逆にいえば、当事者が他なる者として発する声が聞き届けられないとき、さしあたり理解不可能な言葉の「翻訳」が放棄されるとき、当事者から「自己決定」の機会が奪われ、ケアは一方的、倒錯的、それゆえ偽善的となる。非当事者の視点から「同化」を迫られ、他者性を剥奪されることで、当事者は無力な客体、「援護」の対象に仕立てられてしまうのである。

それを知るからこそ、ラッカは「パーソナル・アシスタント」という呼称を強く支持する。それとともに当事者が主体的に「生きる」ことを支援するという役割が明確にされるからである。ラッカによればパーソナル・アシスタンス・サービスは、医療・福祉現場のみならず、職場や学校など他の生活領域でも活用できる(ラッカ一九九七、一九)。現にそれは、すでに見た通り、現在の学校教育に導入されている。

「ノーマライゼーション」という思想は、「障害の程度にかかわらず、すべての障害者に適用でき、また他の社会的弱者と呼ばれる人々すべてにあてはまる」(ニィリエ二〇〇四、一二七)。同様に「当事者管理」の思想は、障害者にとどまらず、多種の「社会的弱者」に適用できる。二つの思想はいずれも、障害者の「特殊」な事情に訴えるのでなく、むしろ欠落を抱えながら「よく生きる」ことを試みる人間の「普遍」的なあり方に注意を喚起する。このように「普遍性」を志向するからこそ、スウェーデンの障害者運動は、広く市民的な共感と社会的な支持を勝ち得たのだろう。

「当事者管理」の思想のうちに、河東田は「福祉の概念をはるかに超えた人間の生き方に関する思想」(河東田一九九七a、一二六)を読みとる。この思想が「人間の生き方に関する思想」を含んでいるという点では異論ない。しかし「福祉の概念をはるかに超えた」といわれるとき、「福祉」はどのように捉えられているのか。

ここで「福祉」という言葉は、各人が「よし」とする生き方から切り離されてしまっているのではないか。さもなければ「人間の生き方」を「福祉」に対置できないはずである。日本社会における語用を反映して、「福祉」はここで、特殊な問題を抱える社会構成員に対する援助、つまり「社会福祉」(social welfare)と同義に捉えられていると思われる。(4)

日本社会において「福祉」は、特殊な課題を抱える社会構成員のための特殊な問題と位置づけられる。その前提のもと「障害者福祉」「高齢者福祉」「児童福祉」というように、「社会福祉」の諸課題が分類され、それを担う各種専門職の養成課程が定められる。専門職の職域と資格に応じてケ

アは分断・細分化される。その帰結として、既存の職域における諸実践を統合する「ケア」の理念が欠落することになる。(5)

それと対照的にスウェーデン社会では、すべての市民を対象に、教育政策、ジェンダー政策、住宅政策を統合した「包括的福祉」の諸政策が進められてきた(斉藤二〇〇九、二五〇)。「人間としてよく生きる」ためには、教育機会を得て潜在能力を発揮し、「ホーム」と呼べる場所を拠点に社会参加して、コミュニティの一員となることが欠かせない。そのような共通認識のもと、障害者をふくむすべての市民が「よく生きる」ため、社会サービス法やLSS法などの制度が整備され、「施設解体」の政策が推進されてきたのである。

ここには、「社会福祉」から「よい生」(well-being)への思想的転換が認められる。それはまた「人間としてよく生きる」ことを支え合うという「福祉」の原義に立ち還ることでもある。神谷が指摘するように、「いのちのもろさ、はかなさにおいて、わたしたち人間はみな結ばれているのだ。社会福祉の根本の発想は、こうした素朴な認識にある」のである(神谷二〇〇四b、六三)。

「よく生きる」という課題は、いくつかの可能性を前にして、その都度の選択を自ら下すという仕方で、つまり各人による自己決定を通して達成される。その意味で「自分で決める」ことは、「よい生」の実現にとって不可欠な条件である。「ノーマライゼーション」原理の理論化にあたって、ニィリエが「自己決定」に重きをおいたのも、「よい生」の実現を理念的な目標としていたからであると考えられる。同様に社会サービス法（第一条）では、先に確認した通り、社会サービス活動の「基礎」が個人の自己決定に求められる。

政治学者の大川正彦が指摘する通り、「権利を主張するとはコンフリクトを生むのではなく、むしろ既存のコンフリクトに公的な表現を与え、公的な解決を誘い出す。権利の言語は沈黙であったかもしれないもの、けっして同意ではなかったものに声を与える」（大川 一九九九、八四）。わたしたちはそのひとつの例証を、障害者という他者と共に生きるスウェーデン社会の挑戦のうちに見ることができる。

7 対話を通して他者と出会う——むすびにかえて

「福祉先進国」として知られる北欧社会にも、単純に理想化できない厳しい現実がある。グローバリゼーションの進展とともに、「スウェーデン・モデル」は揺らぎを見せ、再編ないし再構築を迫られている（秋朝 二〇一六）。しかしそれでも、スウェーデン型福祉国家が根本から変質するとは考えにくい。この福祉国家はこれまでも、その都度の深刻な課題に対して、理念と戦略を携えつつ、柔軟に対応してきたからである。その伝統は、たやすく失われることはないだろう。スウェーデンの経済思想家G・ミュールダールが指摘するように、福祉国家の形成過程は累積的かつ不可逆的な性格をもつのである（藤田二〇一〇、一九七）。

それに対して日本型福祉国家は、従来の制度を支えてきた諸条件が根本から動揺しており、時代の大きなうねりのなかで、新たなグランドデザインを描けない現状にある。このような局面においては、その都度の社会的課題に対して、理念と戦略を携えながら、討議を通して社会的合意を形成し、柔軟に対処することが求められる。

討議の場が開かれるためには、福祉にかかわる情報が公開され、明確な言葉で市民に届けられなければならない。それによって初めて、市民が医療・福祉システムの形成に主体的に参画する道が拓かれることになる。それは国家の恩恵を一方的に享受する立場、国家の管理に甘んじる立場を脱し、各人が自らの選択に基づき自身の生を営んでいくうえで、不可避の手続きである。ギデンズが指摘する通り、「民主主義の危機は、民主主義が十分に民主的でないことに由来する」のである（Giddens 1998, 71）。

スウェーデンで生活して、驚かされたことがある。職場で、パブで、週末のホームパーティーで、さらには美容室やタクシー車中で、スウェーデンの人たちは気軽に議論を始め、対話を楽しんでいた。先駆的な社会保障制度と環境政策に象徴される「スウェーデン・モデル」は、「対話する文化」に支えられていたのである。スウェーデン・スタイルの対話レッスンを積むなかで、わたしは「他者との対話」という試みに魅せられていった。

現在の日本社会は「分断」と「孤立」の様相を呈し、「不平等感」、「孤独感」、「不安感」、「閉塞感」が蔓延している。「社会的連帯」の糸口すらつかめない現状にあるといって過言でない。しかも「自己責任の内面化」により「個人の抱えた問題が社会化しない」という構造的な問題が認められる（村瀬二〇一一、二四）。問題解決の糸口はどこにあるのか。わたしたちはどこから始めたらよいのか。

福沢諭吉は、日本社会の病巣を「無議の習慣」（福沢一九九五、一一七）のうちに見てとった。しかしその後も、日本社会では政策決定や社会システム構築が市民的な討議と切り結ぶことなく、社会的な合意形成に向けた努力を棚上げにしたまま、それゆえ望ましい社会のあり方をめぐる公共的な討議を欠いたまま、政治、経済、医療、福祉、教育の分野で重要な政策が決められてきた。二〇一一年の大惨事を引き起こした原発政策は、その延長線上にある。

開かれた「討議の場」が必要なのではないか。相手の立場や役職を探り合ったり、「空気」を読んだりするのでなく、参加者一人ひとりが自由に発言し、互いの発言に真剣に耳を傾ける。それは参加者が各々の考えを吟味し、視野を広げる得がたい機会となるはずだ。性別、年代、職業を異にする参加者は、身近な共通課題に対して、それぞれの視点から光を投げかけ、それとともに問題が立体的に浮かび上がってくるだろう。多様な人たちが集まり、開かれた討議に参加すること、それは民主主義のレッスンともなる。こうした展望のもと、わたしは帰国後（二〇一三年六月）に哲学カフェ＠しずおかを創設した。

森と湖の国の「福祉」を肌身で感じた一年間だった。日本社会を外から見つめ、自分の生き方を問いなおす機会となった。民主主義のレッスンを受け、わが子を「他者」として受けとめる一歩を踏み出すことができた。日常的な対話実践に身をおくことで、わたしは新しい道を歩み始めることができた。森と湖の国で出会った一人ひとりに感謝している。

註

（1）娘のケースはけっして特別ではない。スウェーデン社会では、スウェーデン語以外を母語とする子どもが基礎学校（六―十三歳）の一五・四パーセントを占め、八・六パーセントが母語教育に参加している（二〇〇六年時点、是永二〇〇九、二五七）。母語はアラビア語、ボスニア語、クロアチア語、セルビア語、フィンランド語、スペイン語、アルバニア語、英語、ペルシャ語、クルド語、ソマリア語、トルコ語に及ぶ。さらに聾《ろう》児に対しては、手話を第一言語としたうえで、バイリンガル教育が提供される。

（2）世界経済フォーラム（ＷＥＦ）による二〇一七年世界ジェンダー・ギャップ報告書では、日本の一一四位に対して、スウェーデンは一四二カ国中五位を占める（World Economic Forum5, 2017, 10-11）。

（3）http://www.agrenska.se/（二〇一九年五月二十五日閲覧）

（4）「福祉」という日本語を構成する「福」と「祉」は、ともに「幸福」を意味する。「福祉」という語それ自体は、すでに中国の『易林』などに見られるが、日本では江戸末期から明治初頭にかけて、英語（welfare,well-being）の訳語として使用され定着した（中里一九九九、九五）。さらにwelfareとwell-beingの両語は、それぞれ「相手の安全や幸福を願い求める」意味合い、「行為や状態のよいこと」「幸運」「幸福」などの意味をもつ（同上、九四）。「幸福」や「行為や状態のよいこと」はさしあたり、個人と社会集団という二つのレベルで語られるだろう。このうち社会集団にかかわる概念が、十九世紀末から二十世紀にかけて表立つようになり、そこから「社会福祉」の概念が派生してくるのである。

（5）ケアの断層は、医療と福祉の間にも認められる。専門職によるケアが「医療」であるか、それとも「福祉」であるかは、ケア実践の場所と専門職の職種・資格に応じて定まる。この種の縦割りを前提に、日本社会では「医療と福祉の連携」が叫ばれる。〈医療〉と〈福祉〉が対等の立場で連携するためには、「福祉」の原義に立ち返り、各専門職の役割を明確にする必要がある。それによって初めて、ケアする側の都合を超えて、当事者の「福祉」という共通の目的のもと、多職種が協働して実践に取り組む地盤が固められるだろう。

7

人間の生の拠り所としての「ホーム」
——ホスピス運動の源流から展望する

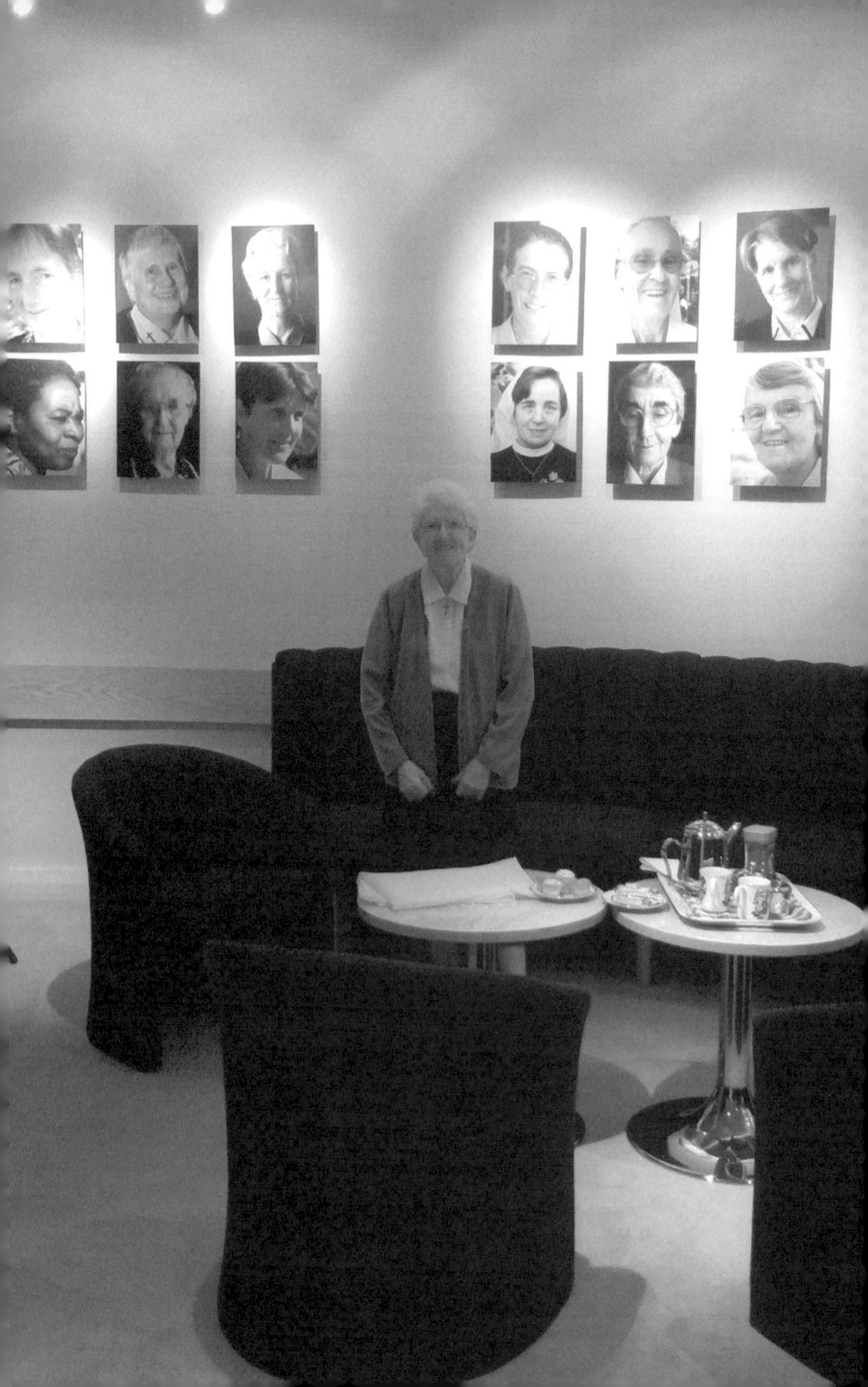

極東の島国に生まれ育った私には、いまアイルランドからの視点が備わっている。(略)もし、この新しい視点が加わっていなかったなら、マザー・エイケンヘッドが植民地下の苦悩の中から、死にゆく人に、国籍や宗教の別なく「ホーム」を与えようとした心など、見えなかったことであろう。
(岡村 一九九九、二一七)

1 視点の変化——「在宅」から「ホーム」へ

わたしは十九歳のとき、父の「病院死」を経験した。病院での父は、ただ「死」を待つばかりのように見えた。家族から離れ、日常生活から切断され、「死」という切迫する可能性と独り向き合っているようだった。

それから十五年後、在宅緩和ケア医の岡部健と出会い、わたしは初めて「在宅死」にふれた。住み慣れた「わが家」で、終末期患者は親しみのある事物にとり囲まれ、長年連れそった家族とともに生活していた。日常生活の拠点に身をおきながら、最後まで「生」の諸課題と向き合い続けていた。そこには生活のなかの「死」があった。

在宅死は、「死」の別の側面を照らし出した。「死」を「人間」の出来事として捉えなおす視点を与えてくれた(2章)。そのポテンシャルに魅せられ、わたしはいわば「在宅主義者」になったといってよい。しかしその後スウェーデンで生活し、高齢者の暮らしにふれることで、わたしは「在宅」の意味について再考することを迫られた。

スウェーデン社会では、ライフステージに応じて生活拠点を移転する人が多い。子どもを養育する壮年期は、自然環境に恵まれた郊外に居住する。やがて子どもが独立し、老年に達すると、生活の利便をもとめて市街地へ転居する。さらに高齢となり、配偶者と死別すると、「特別な住宅」——老人ホーム、ナーシングホーム、グループホーム、サービスハウスなど——に入居する。(1)

老人ホームやナーシングホームで入居者たちは、ホストとしての威厳と晴れやかさをもって、わたしたちを迎えてくれた。居室に足を踏み入れると、その理由がわかるような気がした。

壁には思い思いの絵画が掛けられ、家族や旧友の写真が貼られている。入居に際して人びとは、家財、日用品、思い出の物品を携行し、人によっては家具や電話まで持ち込む。自宅と同じように、入居者たちは親しみのある事物にとり囲まれ、日常生活を営む。職員によれば、介護用ベッドを除き、入居者にはあらゆる物品を持ちこむ自由があるという。

わたしたちの訪問日には、交流スペースで「セックス・オン・ザ・ビーチ」というカクテルパーティーが催されていた。地域住民により編成されたバンドの演奏に合わせて、入居者たちはダンスを楽しんでいた。そこは「自宅」ではないものの、入居者たちの生の拠り所、つまり「ホーム」であるように感じられた。

「ホーム」とは、後述するように、大切な人たちと共にあり、同時に、自分なりの生活が尊重される場所、それゆえ居心地がよく、安らぎが感じられる場所をいう。それは多くの場合、「自宅」と呼ばれる場所に相当するが、別の場所である可能性もある。たとえば家族に先立たれた独居者にとって、「自宅」はもはや「ホーム」と呼べないかもしれない。そもそも家族が互いに尊重し合うとはかぎらない。その場合、家族と同居していても、居心地は悪く、安らぎを得られないだろう。逆にいわゆる「施設」であっても、自分なりの生活が尊重され、親密な交友関係に恵まれるならば、安全と安らぎが確保され、そこは「ホーム」となるだろう。「ホーム」と「自宅」は、必ずしも合致しない。子どもの独立や配偶者との死別など、自らの境遇に応じて住み処を転じるとき、スウェーデンの人たちは、その都度の「ホーム」を選択しているのである。

近年の日本社会でも、「自宅」に準じた居住空間に「ホーム」を見いだし、そこに身を落ち着ける人びとが増えている。それとともにグループホーム、ケアハウス（軽費老人ホーム）、サービス付高齢者住宅、ホームホスピスなど、新しい居住空間が次々と登場している。その結果「在宅死」は伸び悩み、むしろ「施設死」（各種老人ホームと老人保健施設での死亡）が増加している(2)。それとともに自宅／施設、在宅死／施設死という線引きが曖昧になり、ある種の概念的な混乱が生じているように思われる。

たとえば死亡診断書(死体検案書)には、「死亡したところの種別」という記入欄があり、「1病院」、「2診療所」、「3介護老人保健施設」、「4助産所」、「5老人ホーム」、「6自宅」、「7その他」から、いずれかの項目を選択する。死亡診断書(死体検案書)記入マニュアル(平成三十年度改訂版)によれば、「老人ホーム」とは「養護老人ホーム、特別養護老人ホーム、軽費老人ホーム、有料老人ホーム」を指し、「グループホームとサービス付き高齢者向け住宅」は「自宅」に含まれる(厚生労働省医政局二〇一九、七)。社会的通念としては同じ「施設」でありながら、グループホームとサービス付高齢者向け住宅は、軽費老人ホームや有料老人ホームと異なるカテゴリーへ組み入れられるのだ。

自宅/施設という旧来の区分では、新しい社会動向を的確に捉え、人びとのニーズをキャッチすることができない。だからこそ「ホーム」という視角が求められるのだ。「ホーム」は人間的な生の拠り所であり、よい生(well-being)の実現を左右する。大切なことは、すべての人に対して、あらゆるライフステージで、「ホーム」と呼べる場所を提供することだ。「在宅死」の数を増やせばよいというものではない。「ホーム」という発想は、「在宅主義」の根本的な見直しを迫るのだ。

こうした展望のもと、次節では在宅ケアを推進する日本の政策を点検しておこう。第三節では「ホーム」の主題的考察へ赴こう。「住まう」という営みに着目し、人間の基本的な存在様式を浮かび上がらせよう。第四節では、欧州のホスピスを巡る旅をふり返り、「ホーム」という視角から、ホスピス運動の思想的源泉に光を投げかける。第五節で、その後のホスピス運動の展開を見届けたうえで、最終節で、これからの日本社会における「ホームケア」のあり様を展望する。

2 なぜ「在宅ケア」なのか?――「在宅医療・介護あんしん二〇一二」を手がかりに

「在宅医療・介護の推進について――在宅医療・介護あんしん二〇一二」を手がかりに、在宅ケアを推進する現今の政策を検討しておこう。

「住み慣れた生活の場において必要な医療・介護サービスが受けられ、安心して自分らしい生活を実現できる社会」を実現するためには、従来の「施設中心の医療・介護」から「在宅医療・介護」へ転換しなければならない(厚生労働省二〇一二)。それが「在宅医療・介護あんしん二〇一二」の主張の骨子である。その論拠はなにか。明確な論拠は示されないものの、以下の四つの背景的要因があげられる。

①「我が国は国民皆保険のもと、女性の平均寿命八十六歳(世界一位)、男性八十歳(同四位)を実現するなど、世界でも類を見ない高水準の医療・介護制度を確立」していること、②「しかし、入院医療・施設介護が中心であり、平均入院期間はアメリカの五倍、ドイツの三倍」に達し、「また自宅で死亡する人の割合は、一九五〇年の八〇パーセントから二〇一〇年は一二パーセントにま

で低下」していること、③「国民の六〇パーセント以上が自宅での療養を望んでいる」こと、④「死亡者数は、二〇四〇年にかけて今よりも約四〇万人増加」することである（同上）。

これらの基本事実を確認しておこう。①についていえば、日本では一九六一年に国民健康保険法が改正され、すべての国民がなんらかの公的な医療保険に加入する国民皆保険制度が確立された。また二〇〇〇年には、四十歳以上の加入者が保険料を出し合い、介護が必要なときに認定を受けて、必要な介護サービスを利用する介護保険制度が導入された。

日本人の平均寿命は戦後ほぼ一貫して延びており、日本は最長寿国の座を競っている――二〇一六年は男性八〇・九八歳、女性八七・一四歳。健康寿命についても、日本は世界のトップレベルにある――二〇一六年は男性七二・一四歳、女性七四・七九歳。[3] しかし平均寿命と健康寿命の間には、男性で約九年、女性で約一二年の開きがある。この一〇年前後の期間をどのように支えるか――医療・介護サービスをどのように供給し、介護と経済の負担をだれが引き受けるのか――が問われているのである。

ここで厚生労働省は②の論点、すなわち病院中心の医療と施設中心の介護に着目する。じっさい「医療の効率性あるいは医療の質を測る指標として使われている平均在院日数」を見ると、日本は三六・四日（二〇〇二年）で、ドイツの一〇・九日、フランスの一三・四日、イギリスの七・六日、アメリカの六・五日と比べてかなり長い（小林二〇〇六、二五七）。

「病院死」の割合も、戦後ほぼ一貫して増加してきた。一九五一年の時点では、在宅死の八三パーセントに対して、病院死はわずか九％を占めるにすぎなかった。病院死の比率は一九七七年に初めて在宅死を上まわり、二〇〇五年にピーク（七九・八パーセント）を迎えた。その後、病院死は緩やかな減少傾向にあるが、二〇一六年現在でも、在宅死の一三パーセントに対して、病院死は七三・九パーセントを占める（厚生労働省人口動態・保健社会統計室二〇一七）。世界的に見ても、日本の「病院死」の比率はかなり高い——たとえばオランダ三三・九パーセント（二〇〇三年）、ベルギー五一・六パーセント（二〇〇三年）、イングランド五八・一パーセント（二〇〇三年）、スコットランド五八・五パーセント（二〇〇三年）、スウェーデン六二・五パーセント（二〇〇二年）、ウェールズ六二・八パーセント（二〇〇三年）など（Cohen, *et al.* 2008）。

ここで③の論点、すなわち国民の「在宅」志向が引き合いに出される。「終末期医療に関する調査」（平成二十年三月実施）によれば、自宅を拠点に「最期まで」「療養生活を送りたい」という回答者は六三・三パーセントを占める（終末期医療に関する意識調査等検討会二〇一四、三二）[4]。同様に、平成二十四年度高齢者の健康に関する意識調査によれば、「治る見込みがない病気になった場合、どこで最期を迎えたいか」という質問に対して、回答者の五四・六パーセントが「自宅」と答えている（内閣府二〇一三、一一九）。

これに④の論点が加わる。日本社会では一九七〇年代後半から、極端な少子化により、類を見ない勢いで人口減少と高齢化が進行している。合計特殊出生率は一九八九年に史上最低値の一・五七を記録し、二〇〇五年には一・二六まで落ち込んだ。高齢化率は二〇〇七年に二一・五パーセントに達し、日本は「超高齢社会」――総人口に対する六十五歳以上の高齢者の人口比が二一パーセントを超える社会――に突入した。二〇一七年現在の高齢化率は二七・七パーセントであり、今後も上昇を続け、二〇三五年には三三・三パーセントに達すると推計される（内閣府二〇一八）。年間死亡者数も一〇八万（二〇〇六年）、一三二万（二〇一五年）、一五四万（二〇二五年）と増加し、二〇四〇年には一六七万のピークに達すると予測される。

論点をまとめておこう。「世界でも類を見ない高水準の医療・介護制度」を維持するためには、高齢者一人あたりの医療・介護費用を削減しなければならない。日本の場合、高度成長期における「病院死」の急増により、他の先進諸国と比較して、「在宅死」の占める割合が極端に低い。国民も自宅での最期を志向しているのだから、（病院や施設と比べて割安な）「在宅死」の比率を他の先進諸国並に引き上げるべきであり、そのための施策を整備していく必要がある。

以上の通り、在宅ケアを推進する政策は、意識調査に基づく「国民の希望」と医療・介護の「コスト削減」という財政的な要請に基づく。しかし「在宅死」と「施設死」の本質的な違いは、どこにあるのか。「在宅死」は、どのような意味で望ましいといえるのか。これらの問題は素通りされる。「哲学的基盤」（モンク・コックス一九九二、i）を欠落したまま、在宅ケアへの政策的誘導が進められるのである。

在宅ケアへの政策シフトが成功する保証はない。かりに政策的誘導に失敗した場合、在宅ケアを推進する根拠が明確でないと、ケアの基本指針が見失われてしまう。反対に、在宅ケアがどのような特徴をもち、いかなる意味で望ましいのかが明確にされていれば、そのエッセンスを病院や施設でのケアに導入し、ケアの質を高めることができるだろう。

「経済的効率性」という理由についても、吟味しておく必要がある。高度の機能障害を抱える場合など、「在宅介護」よりも「施設介護」の方が効率的なケースがあるからである。またケアを必要とする高齢者が分散すると、ケア従事者の移動に時間と費用がかかる。にもかかわらず「在宅介護は割安である」と主張されるとき、それが安い労働力によって担われる、もしくはその一部が専業主婦などによって無償で担われることが暗黙の前提とされているのではないか。逆にいえば、在宅介護を「外部化」（脱家族化）したうえで、在宅介護職の専門性を高め、それに見合う報酬を用意するならば、在宅介護が割安であるという主張が成り立たなくなる可能性がある。いずれにしても、在宅ケアの推進によりコストが削減されるかどうかは、慎重に吟味される必要がある。

かりにコスト削減につながるとしても、在宅ケアを推進する理由としては、それだけでは不十分である。在宅ケアの国際比較研究——米国、ノルウェー、スウェーデン、イギリス、オランダ、カナダ（マニトバ州）、アルゼンチンを対象とする——が結論するように、在宅ケアを推進する理由は「単なる高価な施設ケアを防ぐ、費用削減の手段以上のもの」（同上二一二）であるべきだからである。

在宅ケアは、いかなる意味で望ましいといえるのか。それを考えるうえで、スウェーデン社会の歩みが参考になる(5)。

一九五〇年代のスウェーデンでは、I・ロー・ヨハンソンの写真集『老い』（一九四九年）を発端に、高齢者介護が社会問題になった。老人ホーム（ålderdomshem）の救貧施設的な実態が告発されたことで、「収容施設に老人を隔離するのではなく、老人の家に介護サービスが出向くべき」という世論が形成され、ホームヘルプを拡充する動きが加速した（斉藤二〇〇六、一五六）。脱施設のキャンペーンが張られ、論拠が十分に吟味されないまま、「ホームヘルプは安く、老人ホームは高い」という「神話」が流布した（斉藤二〇一四、一二五）。在宅ケアへシフトする際、「本人の希望」が常套文句として使われたことにも注意しておきたい（同上、一二四）。

しかしその後、スウェーデン社会では「在宅主義」の政策が見直され、一九八〇年代半ばから「施設の住宅化」という方針が打ち出される。それとともに旧来の「施設」は、次第に「ホーム」と呼べる場所に姿を変えていく。こうして社会省の報告書（二〇〇七―八年）では、「すべての高齢者が最後まで住み慣れた住居に住み続けたいと思っているのは神話である」、「他の代案がないか、代案がよくないために、自宅に住み続けざるをえない人も多い。この場合の在宅主義は強制である」

と指摘される（奥村二〇一〇、一五一）。

論点を確認しておこう。「ホーム」と「自宅」は、必ずしも合致しない。「ホーム」が人間の生の拠り所であるとしたら、重要なことはすべての人に対して、あらゆるライフステージで、「ホーム」と呼べる場所を提供することにある。場合によっては「施設」だけなく「自宅」を、「ホーム」と呼べる場所につくり変える必要があるだろう。

では「ホーム」とはどのような場所をいうのか。「ホーム」で提供されるケアは、なぜ望ましいといえるのか。これらの問いはわたしたちを、「ホーム」と「ケア」の関係とともに、「住まう」という人間の基礎的営みの探究へ導く。今後の社会で求められる「ホームケア」を描き出すためには、「哲学的基盤」にかかわるこれらの考察が欠かせない。「ホーム」をめぐる主題的考察に着手することにしよう。

3　人間の生の拠り所としての「ホーム」——ホームとケアの関係をめぐって

「ホーム」とは、どのような場所か。ＯＥＣＤの報告書では、次のように記述される。

適切な住居は、たんなる四方の壁と屋根以上のものである。住居は、極端な天候や気象条件から護られるといった基礎的ニーズを満たすのに不可欠である。住居は、リスク（risks）や危険（hazards）を免れて、眠ったり休息したりするのに適した場所を提供し、安全、プライバシー、私的空間を感じさせるはずである。さらに住居は、家族をもつなど、他の不可欠なニーズを満たすためにも重要である。これらすべての要素が「住居」（housing）を「ホーム」（home）にする。これらすべての要素は、人びとにとって本質的に価値あるものである。（OECD 2011, 82）

基礎的ニーズ／人間的ニーズという区別（四四頁）を思い起こそう。生存のための「基礎的ニーズ」を充足するには、適切な住居があれば事足りるかもしれない。しかし、潜在能力を発揮して生きるという「人間的ニーズ」を充足するためには、「ホーム」が欠かせない。それは大切な人たち（家族や友人）と共にあり、同時に、自分なりの生活が尊重される場所、それゆえ安らぎが感じられる場所であるからだ。逆にいえば、これらの条件がすべて満たされるとき、ある場所は「ホーム」となる。

「ホーム」の理解をさらに深めるため、東日本大震災によって「ホーム」を奪われた被災者たちの経験に学ぶことにしよう。物事の意義は、それが失われたときに、鮮烈に感得されるからである。とりわけ福島原発事故の避難者たちは居住地を追われ、「ホーム」の大切さを痛感させられた。社会学者の佐藤彰彦は、富岡町避難住民からの聞き取りに基づき、避難住民が「失ったもの」を次のように描き出す。

あなたの暮らしのなかで、ある日突然、「逃げろ」と言われて、気がついたときには、家も、家族も、人間関係も、仕事も、学校も、毎日の暮らしも、大事なアルバムや、かけがえのない人からのプレゼントや、慣れ親しんできた風景に、いつもいたお気に入りの場所、それこそありとあらゆるものを失い、あるいは放射性物質で汚された。今まで生きてきた証しや思い出、先祖の暮らし、当たり前につながっていたはずのすべてのもの、それらを一切合切喪失したのだ。（山下・市村・佐藤二〇一三、二二二）

ここで「ホーム」は、文字通りに「四方の壁と屋根」を超えて、土地との密接な連関を示している。また「生きてきた証し」、「思い出」、「先祖の暮らし」など、各人のアイデンティティと不可分な関係にある。このうち土地との連関について、社会学者の山下祐介は次のように指摘する。

今回、原発事故で人々が失ったもののなかには、その地を離れては享受できない、その地固有の価値といえるものがある。農地や山林はもちろん、その地に育まれていた歴史や文化、さらにはその地固有の人間関係や社会構造など、コミュニティにかかわる様々なものがそこには含まれる。（同上、一四九）

コミュニティは、3章で考察した通り、各メンバーの退去（死亡）と加入（誕生）とともに、絶えず再編される歴史的な動態であり、すでに存在しない者たち（過去世代）と未だ存在しない者たち（未来世代）に開かれている（一〇一頁）。同様に、コミュニティの基盤である土地は、先行する世代が拓き、改良を加えてきたものである。現在世代はそれを受け継ぎ、未来世代に譲り渡していくのである。

そこでは人間の生が二重の「共同性」――「土地に根ざした共同性」と「世代を跨ぐ共同性」――によって支えられ、また規定される。あなたがだれであるか、それは少なくとも部分的には、あなたがだれの子ないし後継者として、どのような土地に、だれとともに住まうかによって定まる――それを、「場所に基づくアイデンティティ」（place-based identity）と呼んでおこう（Noddings 2002, 263）。

土地は「住まう」という営みの文字通りの「土台」として、「ホーム」に存立基盤を与える。ホームは「避難場所」（shelter）や食べ物だけでなく、人がそこから、またそこで、アイデンティティを請求する場所」を提供する（ibid, 249）。わたしたちはホームで（at home）、人びと、動物、植物、事物、考え方などを世話・手入れする（care for）ことを学ぶ（あるいは学び損ねる）（ibid, 165）。応答の習性（habit of response）は、ホームで学ばれ、そこで出会われる動物、植物、事物へ向けられる（ibid, 175）。わたしたちのアイデンティティ形成にとって、ホームは不可欠な役割を担うのだ。

わたしたちの人生（life）は、文字通り「ホームから始まる」（starting at home）。「ケアすることとケアされること」を通して、わたしたちは生きる拠り所を獲得する（Mayeroff 1971, 92）。特定の場所に定住するか、住み処を転じるかにかかわらず、ホームは、わたしたち一人ひとりが人間である／になる（being/becoming human）ための拠り所なのだ。わたしたちは「拠り所に身を落ち着ける存在」（being-at-home）なのである。

この洞察とともにわたしたちは、3章で紹介した「世界内存在」（In-der-Welt-sein）という哲学的な概念へ導かれる（一一三頁）。これは「世界に住まう」という人間のあり方に対して、ドイツの哲学者M・ハイデガーが与える統一的表現であり、「世界」と「内存在」という二つの要素から構成される（竹之内二〇一三a、一二八）。

一方の「世界」（Welt）は、わたしたちの日常的な生活が前提する意味のコンテクストないしネットワークを指示する。「世界」とは、各人が常に、すでにそこに帰属しながら、同時に、他の者たちとともに形成していく可能性に開かれた場であり、人間の共同存在の舞台と特徴づけられる。

他方の「内存在」（In-Sein）は、「……のもとに住まう」（wohnen bei）という人間——ハイデガーの存在論的術語では「現存在」（Dasein）——の基礎的なあり方を指示する（Heidegger 1979, 54）。語源に遡りつつ、ハイデガーが注釈するように、ここで「内」（In）は、「住まう」「居住する」「滞在する」「耕す」「世話する」「敬愛する」といった多義的な意味を、「存在」(Sein)は「……のもとに住まう」「……と親しんでいる」という意味をもつ(ibid)。

「ホーム」という場で、自分のニーズに応えてもらい、また相手のニーズに応えることを学んで、わたしたちは「世界」へ踏み出していく。「より広い世界を動きまわる自己」は引き続き、「ホームで出会ったものによって導かれる」だろう(Noddings 2002, 175)。「世界」に住まうためには、「世界」そのものが馴染みのもの、親しみを感じるもの、そのうちに拠り所を確保できるものでなければならないからである。

別言すれば「わたしの生にとって重要なもの、そのためにわたしが生きているもの、わたしはだれであり、なにをしようとしているのか」、それを「抽象的にではなく、実際の日常生活において理解すること」を通して、わたしたちは「世界のうちに拠り所を得ること」(being at home in the world)ができるのだ(Mayeroff 1971, 91-2)。

「ホーム」は、わたしたちが「世界」に住まうための拠り所を提供する。「拠り所に身を落ち着ける存在」(being-at-home)であるからこそ、わたしたちは「世界内存在」(being-in-the-world)であることができる。二つの存在様式は不可分かつ相補的な関係にあり、わたしたちがアイデンティティを手に入れる足場を提供するのだ。

「世界内存在」として、「拠り所に身を落ち着ける存在」として、わたしたちは生きるための拠り所（home）を必要とする。ホスピス運動は、それを死にゆくすべての人に提供するという挑戦である。それを感得したのは二〇一六年九月、北アイルランドとアイルランドのホスピスを訪ね歩いたときのことである。次節では、その旅をふり返りながら、死にゆくすべての人に「ホーム」を与えるというホスピス運動の思想的源泉へ迫っていく。

4　死にゆくすべての人に「ホーム」を——ホスピス運動の思想的源泉をたずねて

二〇一六年九月、グラスゴー大学のダンフリース・キャンパスで研究集会が開催された。国際研究プロジェクト「エンドオブライフ〔人生の終わり〕へのグローバルな介入」の一環として、研究代表者のデヴィット・クラーク教授が企画したものだ(6)。アドバイザリボードの一員として、わたしはダンフリースまで出かけた。

四日間のプログラムを終えると、わたしは西へ一二〇キロメートルほどタクシーを走らせた。ケイルンライアン港でフェリーに乗船し、ベルファストへ向かった。ベルファストでは、北アイルランドホスピス(7)を訪問した。このホスピスは一九八三年に創設され、二〇〇一年に子どもホスピスが併設された。現在は在宅ケアをふくめて、年間三〇〇〇人以上の患者を引き受け、地域で拠点的な役割を担っている。

成人ホスピスは、市街地から車で十五分ほどの閑静な住宅地の一角にあった。新しい建物（Sommerton House）を手に入れて、引っ越してきたばかりだそうだ。「病院」の機能を担保しつつも、「ホーム」の雰囲気を大切にし、二つの要素を調和させるよう、空間設計に工夫を凝らしているという。さっそく施設を案内してもらった。

一階の居室はすべて庭に面している。入居者のプライバシーに配慮して、庭はそれぞれの居室ごとに区画されている。庭の奥に小型スピーカーが見える。用途を尋ねると、鳥のさえずりの音声を流すのだという。聖典を読み、祈り、黙想する部屋（Sanctuary）もある。移民の患者・家族が多いため、聖書だけでなくユダヤ教・イスラム教の聖典も備えられている。壁に十字架が掛けられていない点にも、他宗教に対する配慮が窺われる。それとは別に、宗教的関心の有無によらず、静かに過ごせる部屋（Quiet Room）が用意されている。

案内の途中だったが、ホスピス医長のマックス・ワトソン医師に会えるというので、彼のオフィスへ急行した。彼は重要な会議を控えているという。さっそく「このホスピスにとって、もっとも大切なホスピス・スピリット（hospice spirit）はなんですか？」と口火を切った。それに対して医長は、「わたしの場合は」という限定つきで、「個の尊重」（respect for individual）と答えてくれた。

オーストラリア、英国、カナダなどでは、「コンパッションコミュニティ」（compassionate

communities)という市民の運動が広がりを見せている[8]。それは犬の散歩や買い物を代行する、独居者の話を聴くなど、日常生活の可能な範囲で互いに助け合うことで、近隣住民との共感的関係や絆を育む実践である。それを踏まえてわたしは、「ケア」と「コンパッション」の違いについて、医長の見解を尋ねた。

彼は「ケア」に対して批判的だった。「だれかをケアする」という発想は、自分(ケアの担い手)を「主」、相手(ケアの受け手)を「客」と見ることにつながり、自己に対する省察を欠落させる。それに対して「コンパッション」という言葉は、自他に対する「慈愛」ないし「慈悲」の可能性に開かれている。「自分のうちにも相手のうちにも神を見ることで共有される人間性(shared humanity)を大切にしている」と、彼は補足した。「あなたのスピリットが好きだ」という言葉を残して、彼は会議へ出かけた。

子どもホスピスを訪問した後、わたしはベルファストを去り、アイルランドのダブリンへ発った。ダブリンではブラックロック・ホスピス[9]、アイルランドホスピス振興財団[10]、メアリー・エイケンヘッド記念センター[11]を訪問する計画だった。そのうちブラックロック・ホスピスとアイルランド緩和ケア協会には、デヴィットの紹介でアポイントメントをとっていた。メアリー・エイケンヘッド記念センターには、「アポなし」で出かけるつもりだった。

メアリー・エイケンヘッドとは、どのような人物か。なぜわたしは彼女に関心を寄せるのか。ここで彼女の足跡を手短に辿りなおす必要があるだろう。

一七八七年、メアリーはアイルランドのコークという街で生まれた。スコットランド出身の医師だった父の意向により、メアリーは英国国教会（聖公会）で洗礼を受けた。ただ六歳まで乳母の家庭で養育されたため、アイルランド民衆の大半を占める貧しいカトリック信者層に溶けこんで育った。

メアリーの父も、カトリックの貧者たちを親切に往診した。しかし彼女が十四歳のとき、父は死去した。死の病床で父はカトリックの信仰を受け入れた。それを機縁に、メアリーはカトリックに改宗した。貧しいカトリック教徒たちのあいだには、飢餓と病気が蔓延していた。ある歴史家の筆致によれば、「崩れ落ちそうな階段を上り、不快なにおいがする屋根裏部屋へ向かい、風通しの悪い物置に入ると、もだえ苦しむ人びとが無益に死と格闘していた」（Blake 2001, 18）。しかし当時のシスターたちは、「病気の貧者を訪問する自由」（ibid, 19）を与えられていなかった。その自由を手に入れるため、メアリーたちは「新しい修道会」を構想した。フランスの女子修道会に学び、彼女たちは一八一五年、ダブリンに「慈愛の姉妹会」（Religious Sisters of Charity）という女子修道会を創設した。(12)

翌年九月、慈愛の姉妹会は「修道院の囲い」を出て、「病気の貧者たちの自宅（homes）」を初めて訪問する（ibid, 36）。一八二一年には刑務所訪問を開始する。一八三四年にはダブリンにセント・

ヴィンセント病院を設立する。一八三八年にはオーストラリア——当時の「カトリック世界でもっとも顧みられない地域」(ibid, 36)——に五名の姉妹を派遣する。メアリーは一八五八年に病没するが、慈愛の姉妹会は一八七〇年、コークにセント・パトリック病院を開設する。そして一八七九年、ハロルズクロスの丘の上に、死にゆく人たちのための最初のホスピス、アゥワ・レディス・ホスピス(Our Lady's Hospice)を創設する。一九〇五年には、ロンドンのハックニー地区にセント・ジョセフ・ホスピスを開設する。

「近代ホスピスの創始者」として知られるシシリー・ソンダースは、一九五八年から医師として、セント・ジョセフ・ホスピスで仕事をしている。このホスピスでの経験と学びに基づき、「トータルペイン」(total pain)という臨床的概念を彫琢する(小森二〇一七、一七四、一九二)。さらにセント・ジョセフのネットワークに

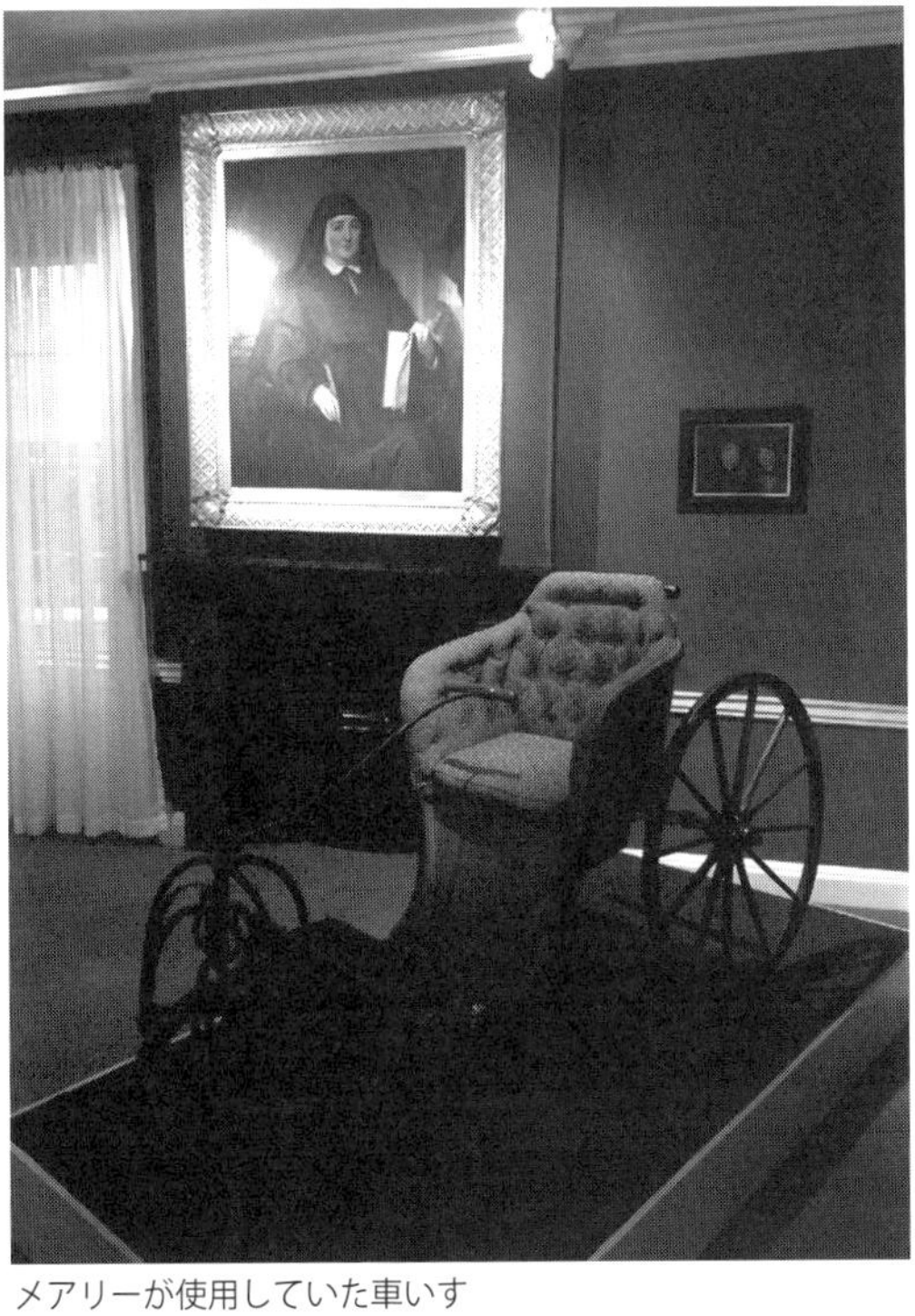

メアリーが使用していた車いす

支えられて、彼女は一九六七年、セント・クリストファーズ・ホスピス（St. Christopher's Hospice）を創設する。

シシリー・ソンダースがセント・ジョセフで育てられたことは知っていた。ただ当のホスピスが創設された歴史的背景について、深く考えたことはなかった。しかし戦場カメラマンの岡村昭彦は、すでに一九八二年の時点で、近代ホスピスのルーツとしてのアイルランドに注意を喚起していた。岡村は「十九世紀のダブリンからの報告」と題された寄稿で、「死にゆく人のためのホスピス」という十九世紀アイルランドの作家、S・アトキンソンの文章（Atkinson 1880）を紹介した。アトキンソンの文章は、アウワ・レディィス・ホスピスが開設された翌年、これを歓迎して執筆された。その一節を、岡村訳で紹介しておこう。

十分な治療を受ければ健康を回復できる一過性の病気に苦しむ人々ではなく、また、何カ月も何年間も長びくかもしれない不治の病に苦しむ人々でもなく、死の手がはっきりとおおい、そして厳密に言うならば、まさにそのために現存の病院に入院できない人々を受け入れられる「ホーム」をもつことが、何年もの間、アイルランド「〔慈〕愛の姉妹会」の強い望みだったのです。（岡村一九九九、二二一）

宗教の違いは、ホスピスに入るのに、全く障害にはならず、従って、カトリック教徒でない患者が、ホスピスに入ることを妨げられることはない、ということは注目されねばなりません。（同上、二五）

たしかに、ホスピスの雰囲気は、疲れた気分をほぐし、病んでいる精神を和らげるように配慮されています。ここには、全く陰うつさがありません。日の光はどこからでも入り、壁を明るくしていて、鳥は歌い、戸外の大きな枝々を飛び交っています。都市の騒音が、かすかに遠くから耳に入ってきます。ただ修道院の鐘だけが、近くでゆるやかに鳴り、そして優しく荘厳に、死と祈りの時を刻んでいます。「〔慈〕愛の姉妹」たちは、さまざまな職務を果たすためにあちこち歩き回り、また、司祭は自由に訪問し、思いやりのある医師は毎日巡回の診察を行い、そして一人一人どの患者にも、その苦痛を和らげるために、自分のもつ医学上の手だてを活用し尽くしていました。（同上、二一四）

岡村はホスピス運動を、死にゆくすべての人のために「ホーム」を用意する試みと捉え、アトキンソンとともに、その運動の起点を十九世紀のアイルランドに見定める。遅ればせながら岡村の労作に接し、自分の足で近代ホスピスの源流を辿ろうと、わたしはアイルランドへ足を延ばしたのだ。ダブリンに到着し、さっそくメアリー・エイケンヘッド記念センターを訪れる準備を始める。出かける直前、最終確認のためにウェブサイトを眺めると、予約が必須と書かれている。慌ててセンターに電話をかけ、留守番電話にメッセージを残し、とにかく出かける。ハロルズクロスの総合受付に辿り着くと、陽気で上品なシスターが応対してくれる。ただ担当のシスターはあいにく不在だそうだ。彼女がつかまり次第、ホテルに連絡をくれるという。

翌朝はブラックロック・ホスピス（二〇〇三年九月開設）へ出かけた。ブラックロック・ホスピスは、アウワ・レディス・ホスピスと共通の財源のもと、異なるスタッフにより運営されている。「ブラックロック」というのは、ダブリン南東部の郊外の地名だ。応対してくれたポール・グレガン医長によれば、ダブリンのなかでも裕福な層が住む地域ということだ。

アウワ・レディス・ホスピスとブラックロック・ホスピスでは、「人間の尊厳」(human dignity)「コンパッション」(compassion)「正義」(justice)「質」(quality)「権利擁護」(advocacy) という五つの中心的価値が掲げられる——ここで「人間の尊厳」は「各個人の固有の価値を尊重すること」を、また「コンパッション」は「不快や苦悩のうちにある人びとに共感し、その経験を理解しようと努めること」を意味する。[13] これらの価値を実現し、入居者の「生」（生活・人生）を支えるという理念のもと、ホスピスはデザインされている。

ブラックロック・ホスピスに別れを告げ、電車でダブリンの中心街へ向かう。トリニティカレッジに隣接する建物を四階まで上がり、アイルランドホスピス振興財団の門戸をたたく。デヴィットの友人のオルラ・キーガン（死別の教育・研究担当）が迎え入れてくれる。

フロアではちょうど、「ホスピス・フレンドリ・ホスピタル」というプロジェクトの準備が進められていた。[14] ホスピスの理念をトップダウンに説くのでなく、むしろ効果がはっきりわかる、具体的な提案をすることで、病院のケア・文化をボトムアップに変えてしまう、それがこのプロジェクトの戦略である。

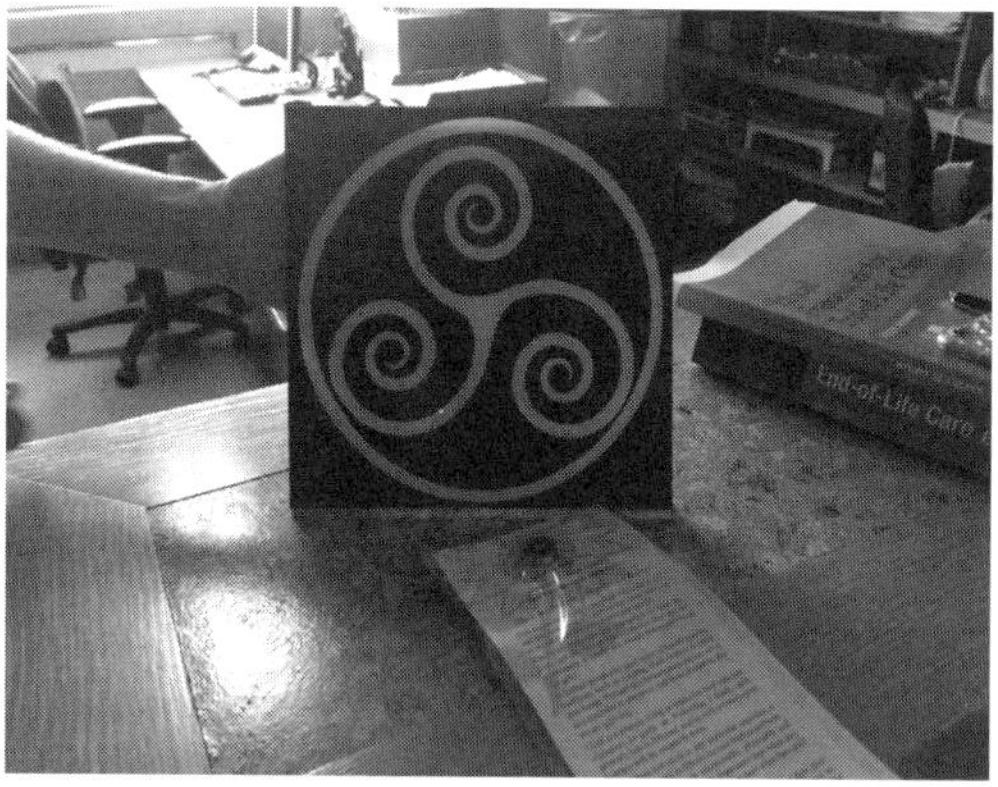

オルラから説明を受けていると、プロジェクト責任者の女性が現れ、卓上に立てるプレートを見せてくれる。紫色の背景に、白い波のような模様が描かれている。ケルト文化を受け継いだデザインで、公募で選定されたのだという。このプレートは、入院患者が亡くなったとき、ナースステーションのカウンターなど、目につく場所に立てかけられる。一人ひとりの「死」を隠さず、各々の流儀で悼み、共有するためだ。それは病院死を「人間的なものにする」(humanise) 試みといってよいだろう。

アイルランドのホスピスでは、入居者の誰かが亡くなると、共有スペースにロウソクの灯が点される。その伝統はヨーロッ

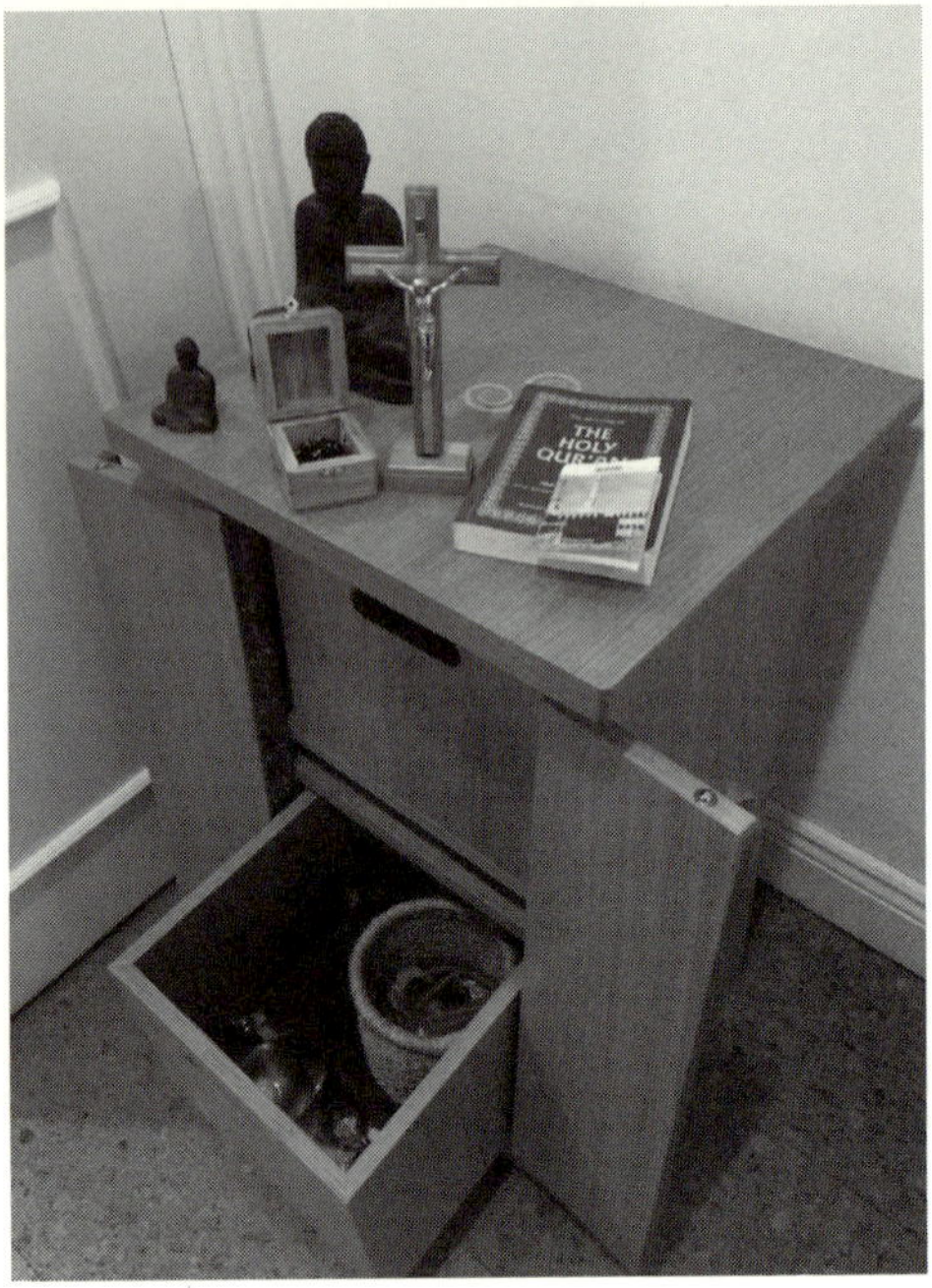

パ各地に広く伝播している。しかしロウソクだと、火の管理という問題が生じる。そこでケルト・デザインのプレートが考案されたのだ。これならば一般病棟にも、難なく導入することができる。遺体を包む敷布と遺族が遺品を持ち帰るバッグも、同じデザインで開発されていた。

　もうひとつ、おもしろい小道具を見せてもらった。見た目は病室のベッド脇でよく目にする床頭台《しょうとうだい》と変わらない。しかし引き出しを開けてみると、聖書、十字架、ロザリオ、コーラン、仏像など、山のような宗教グッズが出てくる。これを携行して病室を訪れれば、宗教に通じていないスタッフでも、アイルランド社会の多様な宗教的ニーズに対応できるというわけだ。このプロジェクトでは、病棟の窓やソファの選択など、空間設計にかかわる具体的な提案もしているという。

　明朝は七時発のフライトだから、四時に起床しなければならない。ホテルへ戻り、荷造りを始めると、電話がかかってきた。メアリー・エイケンヘッド記念センターのシスター・ヘレン・バトラーだ。今からでよければ会えるという。十七時半を過ぎていたが、わたしはハロルズクロスへ急いだ。ヘレンは二時間余り、一対一で付き合ってくれた。午後にダブリンへ帰着してから、何度も電話をくれたそうだ。「ようやくつながった」と喜んでくれた。彼女との対話を通して、気づかされたことがある。それは慈愛の姉妹会にとって、メアリー・エイケンヘッドの活動からホスピスケアだけをとり出し、その意義を独立に論じることがいかに恣意的であり、暴力的であるかということだ。

貧しい者たちのもとへ足を運び、手をさし伸べることをミッションとするために、メアリーは新たに修道会を創設した。センターの人形劇では、それが「貧しい者たちへのラディカルなコミットメント」と表現されていた。メアリーたちは、死期の迫った貧者たちが人間らしく生きられる場、つまり「ホーム」としてホスピスを建設した。それは彼（女）らとともに生きるというチャレンジの一環なのだ。

貧しい人、病める人、死にゆく人とともに生きるために、メアリーたちは、その一人ひとりと向き合った。慈愛の姉妹会が経営するホスピスは、そのスピリットを受け継いでいる。先に確認した通り、そこでは「各個人の固有の価値を尊重する」というかたちで、「人間の尊厳」が守られる。わたしとの対話のなかでも、ヘレンは「尊厳なくして慈愛なし」（No charity without dignity）というメアリー・エイケンヘッドの言葉を教えてくれた。貧しい人、病める人、死にゆく人に対するメアリーたちの「ラディカルなコミットメント」は、一人ひとりの「固有の価値を尊重する」という根本態度によって支えられているのだ。

ヘレンは、わたしが総合受付に残していった名刺を大切に携えていた。わたしと別れた後も、おそらく捨てないのだろう。日本に帰国して数週間後、メアリー・エイケンヘッドの本が届いた。それはアイルランドからの郵便で、ヘレン・バトラーという署名があった。

5 ホスピス・コミュニティを拡充する――運動の終焉と課題の継承

人種、階級、宗教、性別の違いによらず、死にゆく人たちの「尊厳」を守るため、ホスピス運動は、十九世紀のアイルランドで始まった。「尊厳」を守るためには、人間的な生を営む拠り所、「ホーム」が欠かせない。ホスピス運動とは、死にゆくすべての人に「ホーム」を提供するという挑戦にほかならない。

岡村昭彦はメアリー・エイケンヘッドを「近代ホスピスの母」と呼ぶ（岡村一九九九、一六）。彼女が近代ホスピスの「生みの親」とすると、シシリー・ソンダースは「育ての親」ということになる。ホスピス運動は、生みの親から育ての親へ受け継がれる。シシリーの挑戦とともに、それは成長と発展を遂げ、いわば「成人」（age of maturation）に達するのだ（Saunders, Summers, Teller, 1981, 5）。

シシリーにとってホスピスは、「オープンハウス」の性格を備えた「ホーム」である――「ホームならばそうであるように」、そこに「訪問者はほぼいつでも立ち寄ることができる」(du Boulay 2007, 49, 57)。「施設ではなく、ホームに身をおいている (at home) と患者が感じる」ようにする、それがシシリーのホスピス・デザインの根本にある (ibid)。一人ひとりの「尊厳」を守り、「多様な才能や宗教的信条」を認めるという点で、ホスピスは「類例をみないコミュニティ」(the community of the unlike) である (ibid, 73)。

ホスピスの思想は、慈愛の姉妹会からシシリーへ受け継がれる。ただシシリーは「尊厳」と「ホーム」にくわえて、「コミュニティ」としてのホスピスの側面を重視する。ホスピスでは、各個の固有な価値がそのまま承認される。それに応じてホスピス・コミュニティは、「多様性」によって特徴づけられる。シシリーは次のように書く。

> 死にゆく人はコミュニティを必要とする。コミュニティからの支援、交友関係、ケア、配慮は、死にゆく人たちの苦悩や恐れを鎮め、安らかに逝くことを可能にする。コミュニティは、永遠にかかわる事柄について考えるため、また他者に聴き、他者に与えるため、死にゆく人を必要とする。(ibid, 109)

2章でふれたように、「継承」と「生成」は表裏をなす（七八―九頁）。ホスピス運動とそれを支える思想の場合も、継承する者は、出会い、課題、状況に応じて、受け継がれてきたものを新たに引き受けなおす。シシリーは、ホスピス・コミュニティに三つの機能を組み入れた。

第一に、「死にゆく人のケアと治療に関する研究」を促進した（ibid, 74）。それとともに痛みのコントロールや症状管理の技術レベルは、飛躍的に向上した。第二に、「医師と看護師のための教育とトレーニング」を奨励した（ibid）。学びの機会は、外部に広く開放された。第三に、「ホスピスの内部だけでなく、患者たちの自宅で（in their own homes）」ケアを提供した（ibid）。セント・クリストファーズ・ホスピスでは、創設三年目に在宅ケアが始動した。ホスピスケアを補完すべく、在宅ケアが進められたのである。

三つの機能を組み合わせながら、シシリーはホスピスを育てあげる。それとともにホスピス運動は新しい局面を迎える。それを反映してシシリーは、「緩和ケアの創始者」（ibid, 230）とも呼ばれる。

今日では「緩和ケア」という言葉は、「ホスピスケア」とほぼ互換的に使用される。シシリーの足跡を辿っても、二つの語を明確に区別することは難しい。患者を痛みから解放し、患者と家族の苦しみに支援の手をさし伸べるという点で、ホスピスケアと緩和ケアは一致する。しかし同時に、両者のあいだには力点ないしニュアンスの違いが認められる。

「緩和ケア」（palliative care）という言葉は、カナダの外科腫瘍学者であるバルフォア・マウントにより考案された。一九七三年、セント・クリストファーズ・ホスピスで研修を受けた後、彼はモントリオール(フランス語圏)のロイヤル・ヴィクトリア病院に緩和ケア病棟を開設した。その際、彼は“hospice”という語を使うのを控えた。それはフランス語で、孤児、貧窮者、障害者、老人などの収容施設を意味したからである。その語感を避けるため、マウントはラテン語由来の“palliatif”という言葉を採用した。

緩和ケアは一九八〇年代以降、WHO(世界保健機関)のがん対策において中心的な役割を担う。緩和ケアは、クオリティー・オブ・ライフ(QOL)の改善を目標として、疼痛緩和と症状コントロールに重点をおく。[15] したがって緩和ケアにおいては、終末期疾患から慢性期疾患を区別する特段の理由はない。じっさい近年の緩和ケアでは、早期からの介入の有効性が強調される(竹之内・森田二〇一四、八六)。それはWHOによる「緩和ケア」の定義(二〇〇二年)からも見てとられる。

緩和ケアとは、生命を脅かす疾患と関連した問題に直面する患者とその家族に対して、痛み(pain)やその他の身体的問題、心理社会的問題、スピリチュアルな問題を早期に突きとめ、適確なアセスメントと治療を行うことによって、苦しみ(suffering)を予防し、和らげることで、クオリティー・オブ・ライフを改善するアプローチである。[16]

ここに「死」や「終末期」という語は登場しない。それと対照的に、ホスピスケアは「終末期」患者とともに、「死」と向き合うことに重きをおく。現にセント・クリストファーズ・ホスピスの創設十三周年を記念して開催された第一回ホスピス国際会議（一九八〇年）では、ホスピス運動の歴史的意義が次のように語られる。

この運動は、私たちの時代の大きなタブーである死と正面から向き合う用意をしてきたし、死にゆく人たちとその家族、そしてこれらの人たちをケアするすべての人に対して、死と正面から向き合う勇気を与える用意をしてきた。問題と正直に向き合うことによってのみ、死に対する恐れは和らぎ、死にゆく過程の諸課題が解決されることが認識されたのである。（Saunders, Summers, Teller, 1981, 1）

「死」を共に見すえ、「終末期」を話題にすることは、ただでさえ厄介である。治療や処置の可能性を追求する方がはるかに容易だろう。しかも緩和ケアでは、ホスピスケアと異なり、治療の可能性の追求が排除されない。そして今や、薬物療法（抗がん剤治療）の発展とともに、患者の病状が悪化しても、治療を継続することができるようになった。このような現状のもと「死と正面から向き合う」ことは、いよいよ困難になりつつあるのではないか。

緩和ケアの発展とともに、終末期ケアの質は飛躍的に改善された。しかし同時に、「死と正面から向き合う」というホスピスの根本思想が揺らいでいる。そうしたなかでわたしたちは、「死と正面から向き合う勇気」をどうやって手に入れたらよいのだろうか。

ひとつの答えは「コミュニティ」にある。シシリーはセント・ジョセフ・ホスピスで、「コミュニティのうちで生きること」を学んだ(Saunders 2006, 58)。そしてセント・クリストファーズ・ホスピスを、「コミュニティ」として構想した。

コミュニティという理念とともに、〔ホスピスは〕死を迎えつつある患者を、自宅(home)の安全な環境から、患者のニーズに応えて築かれる安全なコミュニティへ迎え入れる。患者たちのニーズはそれぞれ異なり、ときに過大であるから、多様性のあるコミュニティ——シシリーの「類例をみないコミュニティ」——のみが患者たちのニーズに応えることができる。(du Boulay 2007, 106)

ホスピス・コミュニティにとって、チャプレン[17]、セラピスト、美容師、清掃員、図書係、園芸係、ドライバーを務めるボランティアは、いずれも不可欠な存在である。セント・クリストファーズの場合、ドレイパー棟に退職職員用の宿泊施設と保育施設が設けられた。それとともにホスピス・コミュニティは、「生が始まるとともに終わる場所、人びと——ケアする者とケアされる者、仕事する者ともはや仕事しない者、病む者と健やかな者――が代わる代わる教えたり、教わったりする場所」となった（ibid, 104-5）。コミュニティにあって、個人の仕事は全体の一部と捉えられる。シシリーが指摘する通り、「この患者を助けているのはコミュニティ全体であって、わたしはこの瞬間にたまたま居合わせただけ」なのだ（ibid, 106）。診察であれ、献金であれ、祈りであれ、各人はそれぞれの持ち場で、自分にできることをすればよい。

前述した「コンパッションコミュニティ」（二四〇頁）は、このような「コミュニティ」理解の延長線上に位置する。そこでは日常生活のなかでできることを一人ひとりが引き受け、「死と喪失とともに生きる」ための関係や絆を育んでいく。コンパッションコミュニティは、ホスピス・コミュニティを地域社会に拡充する試みと見ることができる。

ホスピスは、死にゆく人たちの「ホーム」である。それと同時に、そこに身をおくすべての人たちの「コミュニティ」である。ホームの存立には、コミュニティの支えが欠かせない。また逆にホームは、コミュニティに存在根拠を与える。ホームはコミュニティを、コミュニティはホームを必要とするのだ。

「死」という共通の制約と正面から向き合い、「死すべきもの」として共に生きるため、わたしたちは支え合いと学び合いを必要とする。互いに支え合い、学び合うことで、わたしたちは死すべきものとしての連帯を表明し、絆を固めていくのだ。コミュニティは、死すべきものとして共に生きる拠り所を与えてくれるのである。

6 ホスピス・スピリットを受け継ぐ——これからの「ホームケア」のために

二〇一三年、英国で開かれた国際学会で、わたしはオーストラリア出身のアラン・ケレハー教授と対話する機会に恵まれた。著書『コンパッションコミュニティ　パブリック・ヘルスとエンドオブケア』(Kellehear 2005)によって、「コンパッションコミュニティ」の理論的基礎を築いた社会学者である(ケレハー二〇二二)。約二時間に及ぶ対話のなかで、話題は日本のホスピス・緩和ケアの課題に及んだ。アランは三つの課題をあげた。アランの指摘を紹介しながら、考察を進めよう。

第一に、ケアする側とケアされる側の「宗教的ミスマッチ」である。かりに宗教を尋ねられたとしたら、日本社会では患者・家族のほとんどが「無宗教」ないし「仏教」と回答するだろう。にもかかわらず日本のホスピス・緩和ケアは、「キリスト教」を核に発展してきた。ホスピスケアのパイオニアたちには、キリスト者が多い。ホスピスケアの拠点も、聖隷三方原病院(一九八一年)と淀川キリスト教病院(一九八四年)に代表されるように、キリスト教系の団体により開設されてきた。

患者・家族のほとんどが「無宗教」ないし「仏教」を表明するのだから、「仏教」に基づくケアを普及させればよい、ということになるだろうか。患者・家族のニーズに応えるという意味では、ビハーラ（仏教ホスピス）の試みをふくめて、仏教的ケアの拡充が求められるだろう。

しかしホスピスケアは、宗教的ケアと異なる。アゥワ・レディス・ホスピスについてのアトキンスの報告を思い出そう――「宗教の違いは、ホスピスに入るのに、全く障害にはならず、従って、カトリック教徒でない患者が、ホスピスに入ることを妨げられることはない」。他宗教の信者や無宗教者に対する配慮は、北アイルランドホスピスにも見られる。人種、国籍、階級、宗教、性別の違いによらず、死にゆく人たちの「尊厳」を守る、それがホスピス・スピリットなのである。したがって、かりに「宗教的ミスマッチ」が顕在化するとしたら、はたしてホスピス・スピリットが受け継がれているのかが問われねばならない。

第二に、「在宅死」と「病院死」のアンバランスな比率である。日本の「病院死」の割合は、世界的に見ても、かなり高い。政策的な誘導にもかかわらず「在宅死」は伸び悩み、むしろ「施設死」が増加している。それは先に確認した通りである。

ここではホスピス・スピリットの継承という視点から、問題の核心に迫りたい。セント・クリストファーズは独立型ホスピス（独立した敷地と建物においてホスピス・緩和ケアを提供する）である。それに対して日本のホスピスの大半は、病棟型(病院内の病棟でホスピス・緩和ケアを提供する)ないし院内独立型（病院の敷地内の独立した建物でホスピス緩和ケアを提供する）である。ホスピスは財政的にも、機能的にも病院に依存し、ホスピスの独立性が損なわれる。それと連動して日本のホスピスでは、ホスピスケアが在宅ケアから切り離される。こうして日本の「ホスピス」——思想や機能ではなく、建物や場所を表わす——は、在宅ケアと連携関係を結び、これを促進するのでなく、むしろ病院ケアを補完する役割を果たしてきたのである。

どうしてこのようなことになったのだろうか。ここでは歴史的な経緯に立ち入らず、「ホーム」という視点の欠落を指摘しておく。くり返し確認してきた通り、ホスピス運動とは、すべての死にゆく人に「ホーム」を提供する挑戦である。その意味で「ホーム」という視点の欠落は、ホスピス・スピリットの存否にかかわる根本問題である。

第三に、アランは「日本人」という括りを問題にした。日本という国には先住民、部落民、在日韓国人・朝鮮人のほか、多様な背景をもつ人びとが在住している。男女の違いや地域差も少なくないはずだ。しかし「日本人だから同じ」と一括してしまえば、日本社会の多様性が見失われてしまう。それは一人ひとりの固有の価値を守るという「尊厳」の理念を手放すことでもある。

わたしたちの社会では、「日本人」という括りが頑強に根を張っている。ホスピス・緩和ケア関係の学会や研究会でも、「日本人の死生観にふさわしいケア」や「日本人にとっての幸せな死」というように、枕詞のように「日本人（の）」という表題を冠したシンポジウムや講演が企画される。「日本人」とはだれのことか。「日本人」について知識を積めば、目の前の人を理解できるのか。ほかならぬ岡部健も「日本人の宗教性にふさわしい日本型チャプレンのような宗教者」の必要を感じ、晩年は「臨床宗教師」養成講座の創設に力を尽くした。[18]「日本人の宗教性」とはなにか。「日本型チャプレン」は、従来のチャプレンと本質的にどこが違うのか。

岡村は、絶筆に次のように記す。

この日本式・患者の権利宣言（案）については、私は日本式・ホスピスと同様に、その底の浅さと、取り組みの狭さが気になっていた。歴史はある日、突然にはじまることはない。諸外国ですでに行われている運動を日本に紹介し、日本独自のものとして根づかせるには、私たちは、少なくとも数百年前からの人間の歴史から学ばなければならない。（岡村 一九九九、三六五）

「人間の歴史」としてのホスピス運動から学ぶことで、岡村は、死にゆく一人ひとりに、国籍や宗教の別なく「ホーム」を与えようと挑戦するホスピス・スピリットを継承した。それに反して「日本人（の）」と括るとき、わたしたちは相手を「理解する」ことや「考える」ことを放棄している。

「なぜ？」。この感情の叫びに、本質主義はこう答える。「それはあいつが女（男、韓国人、中国人、日本人、黒人、白人、ムスリム、クリスチャン……）だからだ」。だから本質主義は、けっして誰かを深く理解することにはつながっていかない。「本質」とは、僕たちが「誰か」を理解する努力

を放棄して引き返した場所に立てられた白旗のようなものだ。（梅森二〇〇七、一二六）

わたしたちは、死にゆく一人ひとりから、もっと学ばなければならない。シシリーに対する旧友からの追悼の言葉を紹介しておこう――「重要なのは個人です。考慮すべきことは、一人ひとりのニーズ、症状、恐れ、痛みに集中することです」（du Boulay 2007, 230）。

わたしたちが「拠り所に身を落ち着ける存在」である限り、人生のいかなる局面や段階にあっても、わたしたちは生きる拠り所としての「ホーム」を必要とする。グループホーム、ケアハウス、ホームホスピス、託老所などの創設は、高齢期・終末期の「ホーム」を共に築く試みといってよい。ただ一九八〇年代の日本社会には、重度障害者のための「ホーム」が存在しなかった。だからこそ阿部恭嗣たちは、生活拠点として「自立ホーム」を創設する運動を始めたのである。

ホームの確保はあらゆるケアの土台にかかわる。高齢期や終末期に限定される課題ではない。わたしたちは、人間的な生における「ホーム」の位置について理解を深め、人生のあらゆる局面・段階で「ホームレス」状態を無くすという社会的課題に取り組まなければならない。

生きるための基礎的ニーズが満たされ、安全が確保され、大切な人たちと共にあり、自分の価値が認められるとき、ある場所は「ホーム」となる。これらの条件のうち、どれを、どこで、どのように、だれとともに満たすのかという選択に導かれて、多様なホームが築かれるならば、すべての市民に対して、切れ目なく（seamless）「ホーム」を提供する社会の姿が見えてくる。住む人（homo habitans）としての人間についての洞察に導かれ、社会的連帯を築きながら、そのような社会の実現に力を尽くすこと、それが今日のわたしたちがホスピス・スピリットを継承するということなのだろう。

註

（1）エーデル改革（一九九二年）により、老人ホーム、ナーシングホーム、グループホーム、サービスハウス、グループホームに対する「特別な住宅」（särskilda boendeformer）という総称が確立され、社会サービス法（五章五条）に導入された（Social departementet 2001）。

（2）在宅死が一二・二パーセント（二〇〇五年）から一三パーセント（二〇一六年）と微増にとどまるのに対して、施設死は二・八パーセント（二〇〇五年）から九・二パーセント（二〇一六年）と確実に増加している（厚生労働省人口動態・保健社会統計室二〇一七）。

（3）WHOによる「健康寿命」（healthy life expectancy）の定義は、「疾病と／あるいは傷病（disease and/or injury）により万全ではない健康状態で生活する年数を考慮した場合、『万全な健康』（full health）のもとに生活を送ることが期待できる平均年数」である。http://www.who.int/healthinfo/statistics/indhale/en/（二〇一九年五月二十五日閲覧）

(4) ただしその内訳は、「自宅で療養して、必要になればそれまでの医療機関に入院したい」(二三パーセント)、「自宅で療養して、必要になれば緩和ケア病棟に入院したい」(二九・四パーセント)、「自宅で最後まで療養したい」(一〇・九パーセント)である。

(5) 必要な医療・介護サービスを地域単位で供給する「地域包括ケア」という政策は、スウェーデンの影響下にあった一九九〇年代の福祉政策を理念的に継承している(斉藤二〇〇六、一六七)。疾患・障害を抱えながら「住み慣れた生活の場」で暮らすという発想も、その起源を辿れば、「高齢者も障害者も住み慣れた地域で」というノーマライゼーションの理念に遡る(同上、一五八)。

(6) 2014 Investigator Awards in Humanities and Social Science of Wellcome Trsut Foundation: https://wellcome.ac.uk/(二〇一九年五月二十五日閲覧)

(7) Northern Ireland Hospice: https://www.nihospice.org/(二〇一九年五月二十五日閲覧)

(8) http://www.compassionatecommunities.net.au/#compassionate-communities, https://charterforcompassion.org/(二〇一九年五月二十五日閲覧)。コンパッションコミュニティについては、ケレハー二〇二二と竹之内二〇二二を参照されたい。

(9) Blackrock hospice: http://olh.ie/our-services/palliative-care/blackrock/(二〇一九年五月二十五日閲覧)

(10) Irish Hospice Foundation: https://hospicefoundation.ie/(二〇一九年五月二十五日閲覧)

(11) Mary Aikenhead Heritage Center: http://www.rscmaheritage.com/(二〇一九年五月二十五日閲覧)

(12) Religious Sisters of Charity: https://rsccaritas.com/(二〇一九年五月二十五日閲覧)

(13) http://olh.ie/about-us/mission-and-values/(二〇一九年五月二十五日閲覧)

(14) https://hospicefoundation.ie/healthcare-programmes/hospice-friendly-hospitals/(二〇一九年五月

二十五日閲覧）

（15）ＱＯＬ――生活・人生の質――を評価するのは、基本的に当事者である。それに基づいてＱＯＬは、そのうちで生を営む文化や価値体系のもとで、また各人の目標、期待、基準、関心に応じて、生活・人生（life）における自らの位置・立場（position）について個人が抱く認識」と定義される（WHO 1997,1）。ＱＯＬは各人の「身体的健康」、「心理的状態」、「社会的関係」、「個人的信念」、「環境とのかかわり」などの複合的因子により左右される。

（16）https://www.who.int/cancer/palliative/definition/en/（二〇一九年五月二十五日閲覧）

（17）「チャプレン」とは、カトリックの伝統に由来する用語で、教区司祭としての司牧義務をもたない、礼拝堂（chapel）付きの司祭を指す。当初は国王や貴族の建てた礼拝堂に所属していたが、近代社会の到来とともに、学校、監獄、病院、大使館、軍隊などに活動の場を広げる。キリスト教圏諸国では現在でも、病院やホスピスに属するチャプレンがチームの一員として、患者、家族、臨床スタッフのケアに従事している。

（18）http://www2.sal.tohoku.ac.jp/p-religion/2017/cn8/pg37.html（二〇一九年五月二十五日閲覧）

終章

epilogue

死すべきものたちの哲学
——死とともに生きるための実践

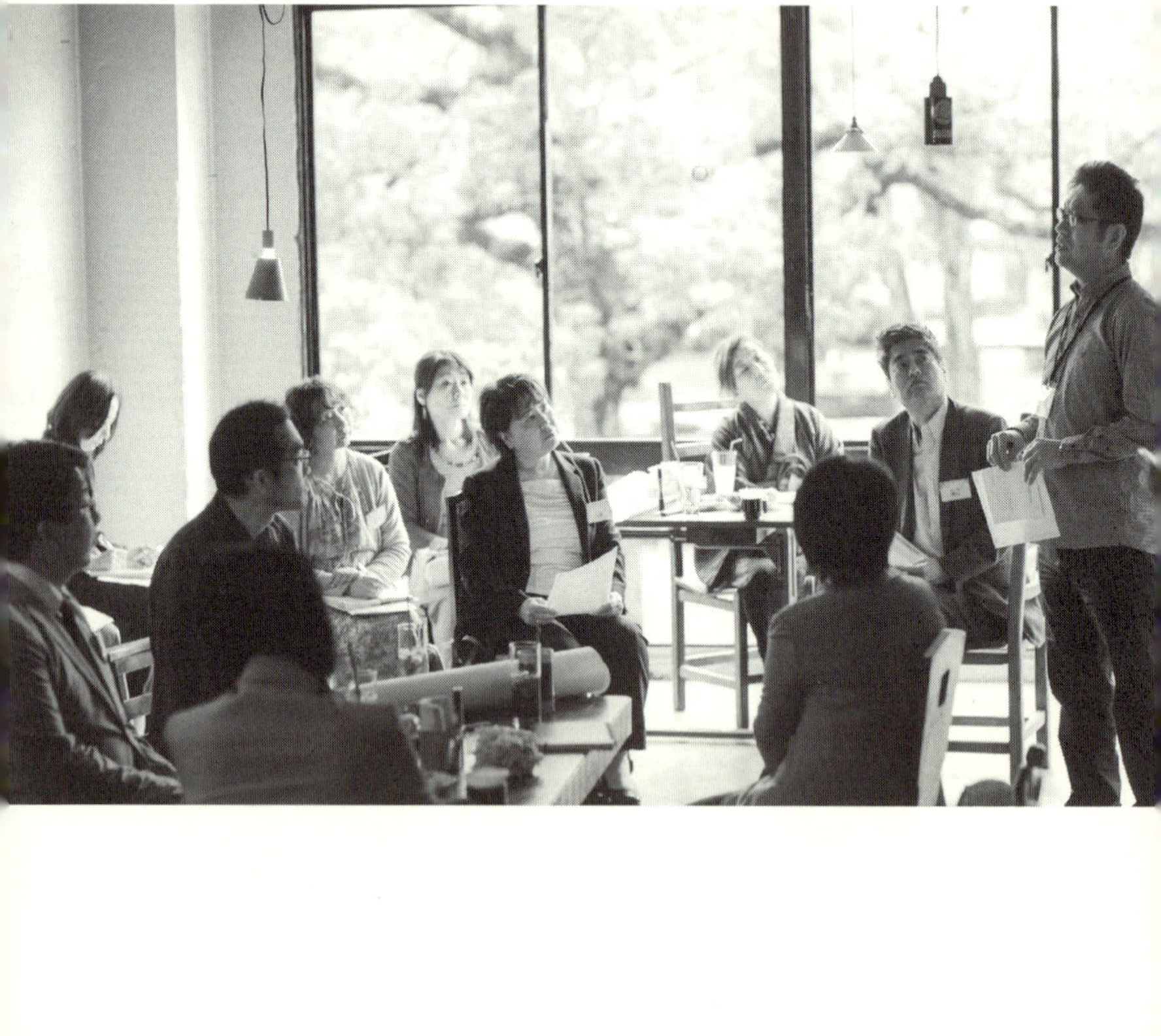

あなたは死の秘密を知りたいという。

しかし、生の心のうちに求めないとしたら、どうやってそれを見出すというのか。

夜に向けられたフクロウの眼は昼に対しては盲目で、光の神秘を明かすことができない。

本当に死のスピリットを見てとりたいならば、
生のからだへ向かって、あなたの心を広く開きなさい。

（Gibran 2015, 38）

1　学び合い、支え合うコミュニティ――エンドオブライフケアのモデルチェンジ

二〇一九年三月、わたしは英国へ旅立った。グラスゴー大学のデヴィット・クラーク教授とともに、新しい国際共同研究「看取りプロジェクト」に着手することになったのだ。[1]キックオフミーティングに参加するため、五回目のダンフリース訪問の準備を始めた。[2]

せっかく英国まで出かけるのだから、ホスピスを訪ねたい。それは北アイルランドとアイルランドのホスピスを巡った二〇一六年の旅の続篇となるだろう。ロンドンに立ち寄り、セント・ジョセフ・ホスピス（St. Joseph Hospice）とセント・クリストファーズ・ホスピス（St. Christopher's Hospice）を訪れよう。

セント・ジョセフは、メアリー・エイケンヘッドが創設した「慈愛の姉妹会」(Religious Sisters of Charity) が経営するホスピスだ。そこでシシリー・ソンダースは「コミュニティのうちで生きること」を学んだ (Saunders 2006, 58)。セント・クリストファーズは、シシリーが自ら種を蒔き、育て上げたホスピスだ。しかし二〇〇五年に彼女が亡くなってから、すでに十四年が経つ。両ホスピスは現在、いかなる理念のもと、どのような活動を展開しているのか。

デヴィットの紹介で、セント・クリストファーズのヘザー・リチャードソン共同CEOと連絡をとる。ヘザーは休日を返上して、応対してくれるという。かつてセント・ジョセフで戦略アドバイザー(Strategy Advisor) を務めていたこともあり、彼女はセント・ジョセフとの橋渡しもしてくれる。

セント・クリストファーズでは、ヘザーが三時間半つき合ってくれた。施設見学を挟んで、彼女からじっくり話を聞いた。彼女はシシリー・ソンダースというパイオニアに敬意を払いながら、しかしシシリーとは異なった仕方で、ホスピスの発展に挑戦していた。

シシリーが亡くなってから約十五年が経つ。今日のホスピス・緩和ケアは、彼女が考えたものとは異なる方向へ発展した。彼女は、専門職の教育とトレーニングを充実させればよいケアを実現できると考えたが、わたしはそう考えない。鍵をにぎるのは市民 (the public) だ。

現在のセント・クリストファーズは、地域コミュニティとの連携を重視し、「コミュニティのホスピス」(hospice in community)であろうとしている。それはホスピスの多様な活動を支えるボランティアの数に端的に表れている。シシリーの時代には、在宅ケアをふくめて、年間四〇〇―五〇〇名のボランティアを受け入れていたが、現在はそれが七〇〇〇名に上る。またセント・クリストファーズの敷地では、公共的な教育センター(Public Education Center)の建設が進行中である。建設費の六〇パーセントは地域コミュニティから、四〇パーセントは国民保健サービス(National Health Service)から拠出されるという。

地域の学校からは、九歳から十六歳くらいまでの生徒たちの定期訪問を受け入れている。子どもたちは実に率直に質問するそうだ──「どうして髪の毛がないの?」、「あなたが死んだら、あなたの身体はどうなってしまうの?」。日本だったら事前に規制されるか、後で叱責を受ける類《たぐい》の質問だろう。しかしセント・クリストファーズでは、完全に子どもたちの自由に任せる。患者たちをモデルにして、ファッションショーを開いた生徒もいるという。相手と自分のあいだに壁をつくらない、終末期病者を特別視しないということだろう。患者たちは、子どもたちの言動を歓ぶという。「子どもたちには関係をつくる力がある。自分でできることを次々に奪われ、自分には価値がないと思っている患者たちは、子どもたちから力を与えられる」と、ヘザーは指摘する。

翌日はセント・ジョセフへ出かける。セント・ジョセフは、東ロンドンのハックニー地区の中心街に位置する。ハックニーはもともとアイルランド系の移民が多く、貧しい地域として知られる。最寄駅（Hackney Central）からホスピスへ向かう途上で、多くの黒人系住民を見かける。中華料理やベトナム料理の飲食店も多く立ち並ぶ。セント・クリストファーズは、ロンドン郊外の閑静な住宅街の一角を占める。その落ち着いた雰囲気と対照的に、セント・ジョセフには庶民的な生活感が漂う。

セント・ジョセフでは、病棟とチャペルの見学に続いて、四名のコンパッションに満ちた隣人たち（compassionate neighbours）と面談した。コミュニティのうちには、高齢ゆえ、あるいは慢性疾患や終末期疾患を抱えるため、社会的に孤立している住民が少なくない。彼（女）らを定期的に訪問し、話を聴いて、気持ちを支える、あるいは彼（女）らの願いが実現されるように手助けする、それがコンパッションに満ちた隣人たちの役割である。その活動を通して、見知らぬ住民のあいだに交友関係が生まれ、コミュニティが再生するのだ。

このプロジェクトの目的は、住民たちが互いに支え合うことで、コミュニティに「コンパッションを育てることにある。[3] このプロジェクトは二〇〇六年、前章でふれた「コンパッションコミュニティ」（compassionate communities）に着想を得て、セント・ジョセフで始められた。現在はロンドン市内の八つのホスピスを拠点に、地域単位で活動が進められる。サポートを必要とする住民、コンパッションを発揮したいボランティアは、登録して参加する。プロジェクトの主役は、あくまで地域住民である。ホスピスは、ボランティアが経験とスキルを共有する場を提供するなど、後方支援的な役割に徹している。

セント・ジョセフとセント・クリストファーズの共通点と差異について、ヘザーに尋ねたところ、「わたしの見るかぎり」という留保をつけて、こう回答してくれた。セント・ジョセフが「心」(heart)だとしたら、セント・クリストファーズは「頭」(head)だ。セント・ジョセフは「コンパッション」に満ちている。愛することと共有することを通して、異質な者どうしが関係を築き、共に生活している。セント・クリストファーズの中心には、「ケア」がある。相手を注意深くケアし、自分たちの活動にも注意を向けながら、将来を構想する態度がある。ホスピスには「頭」(ケア)と「心」(コンパッション)のいずれも欠かせない。それは「頭」と「心」があって、初めて人間であるのと同じだ。二つのホスピスは、「多様性のあるコミュニティ」(diverse community)という哲学を共有している。

共感する地域の仲間との対話

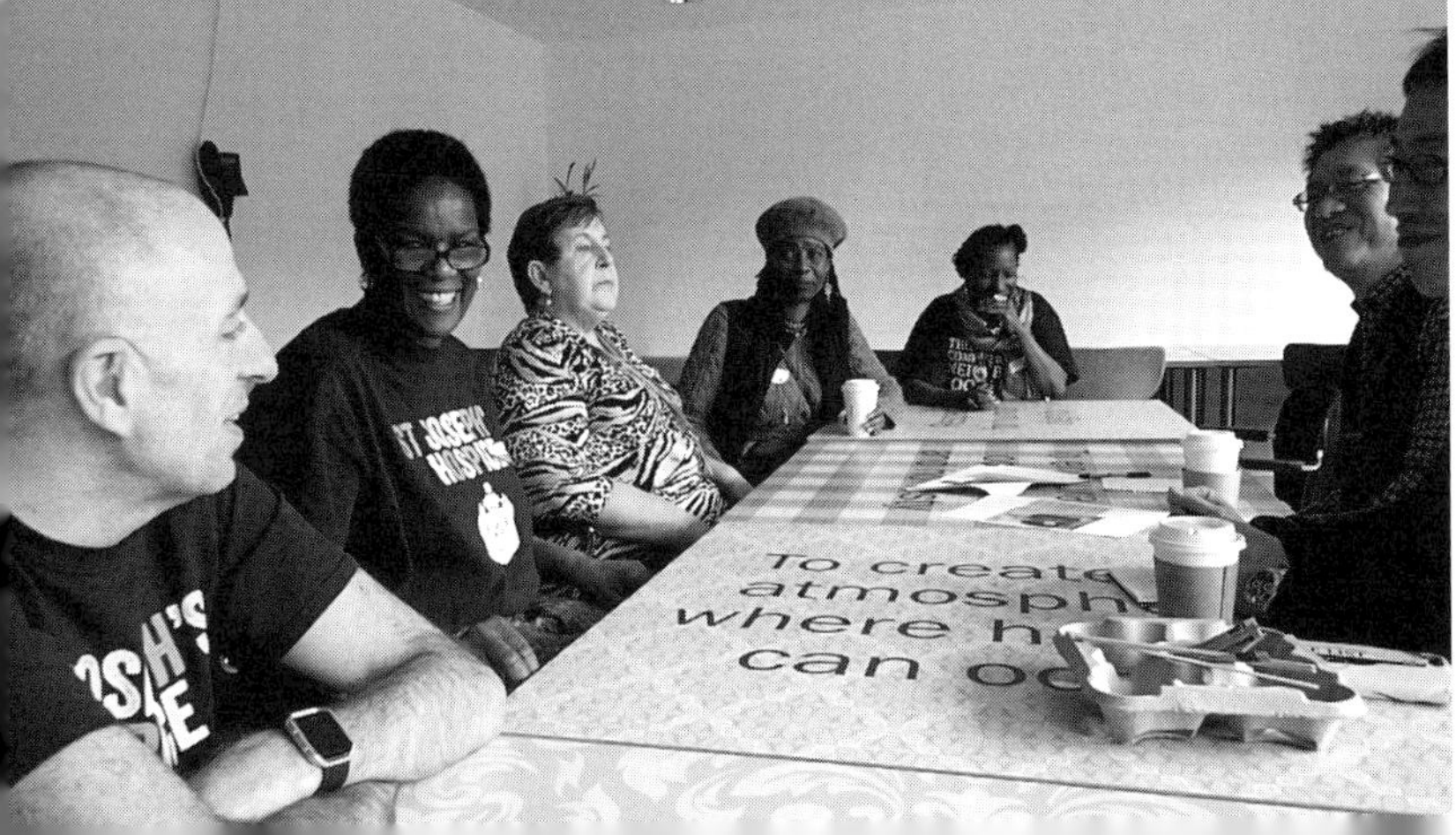

この哲学に支えられて、両ホスピスでは、ホスピス・緩和ケアのモデルチェンジが進行している。それは専門職によるサービス提供（service delivery）モデルからコミュニティ発展（community development）モデルへの転換である。

今日の医療には、多くの専門職が携わっている。緩和ケアの場合、医師、看護師、薬剤師、医療ソーシャルワーカー、栄養士、リハビリ専門職、臨床心理士などの多職種による連携、つまりチームケアの大切さが説かれる。在宅ケアならば、これにくわえて介護職、ケアマネジャー、保健師などが重要な役割を担う。今後も新たな専門職が終末期ケアの現場に参画するだろう。しかし、いったいどれだけ専門職を投入したら十分なのか。どこまで資格制度を整備したらよいのか。

欧州では「専門家による緩和ケアは、よいエンドオブケアに対する答えとなりうるのか、なるべきなのか」という議論が始まっている（Clark, Centeno 2014, 44）。専門職によるサービス提供モデルに対する疑問が生まれ、コミュニティ発展モデルが注目を集めているのだ。

だれかが困難を抱え、問題に直面するとき、その解決をただちに専門職に委ねてしまうのではなく、コミュニティのメンバーどうしが学び合い、支え合う。生と死の諸課題を共有することで、かけがえのない出会いが生まれ、コミュニティは活力を取り戻す。死にゆく者とつき合い、向き合うことで、一人ひとりは、死とともに生きることを学ぶ。

「死」をいかに受けとめ、どのように自分の「生」を生きるか。試行錯誤をくりかえしながら、日々の選択を通して、一人ひとりがこの問いに自分なりの答えを出していくほかない。それは自分自身の「生」であり、「死」であるからだ。多種の専門職は、それを支援することしかできない。医療専門職が用意できるもの、それは「ケアする手と、痛みから守る囲い」であり、「最後に何につかまっているか決めるのは、患者」その人である（鈴木二〇一一、二三二）。「わたしとともに目覚めていなさい」（Watch with me）と題された講演で、シシリー・ソンダースは次のように指摘する。[4]

わたしたちがどれほど苦痛を軽減できたとしても、また〔目の前で〕起こっていることに新しい意味を見出せるように、どれほど患者を手助けできたとしても、わたしたちには、立ちどまらざるをえない場所、自分たちが実は無力だと知ることになる場所が必ずある。（Saunders 2005, 4）

他者を完全に理解することなどできない。それは医療専門職にかぎらない。どれだけ親しい間柄であっても、踏み越すことのできない一線がある。わたしたちはそこで立ちどまらざるをえない。立ちどまらざるをえないということは、しかし、そこに立ち続けるという仕方で共にいること（being there）ができるということだ。「あなた」は「わたし」にとって他なる者である。にもかかわらず、「わたし」は「あなた」と共にいることができる。シシリーは続ける。

セント・クリストファーズのもっとも重要な基盤は、共に目覚めていることにより、わたしたちが学ぶだろうという希望にある。共に目覚めていることで、わたしたちは、患者をいかに痛みと苦痛から解放するか、患者たちをいかに理解し、失望させないかだけでなく、いかに黙して、聴き、ただそこにいるかを学ぶ。(ibid, 7-8)

死にゆく者たちとともに目覚めているというチャレンジ。それは医療専門職やホスピス関係者にとってのチャレンジにとどまらない。それはなぜか。２章で確認したように、すべての人は「死すべきものたち」(brotoi, thnētoi) であるからだ。わたしたちは「死すべきものたち」である。「あなた」にも、「わたし」にも、いずれ「死」は訪れる。「あなた」と「わたし」は、その可能性を受けとめたり、受けとめ損なったりしながら、生きている。いや、「わたしとともに目覚めていなさい」とイエスに呼びかけられた弟子たちと同様、ほとんどの場合、「死」を受けとめられず、死にゆく者の声を聴けずにいる。(4) だからこそわたしたちは学び合い、支え合わなければならないのだ。死すべきものたちとして、脆さと傷つきやすさを共に抱える者として、「あなた」と「わたし」は学び合い、支え合うことができる。死すべきものたちは「連帯」の可能性に開かれているのである。

死にゆく者とつき合い、その死別を経験しながら、わたしたちは死とともに生きることを学び、死すべきものたちとしての連帯を育む。ならば「死とともに生きる」とは、どのような生のあり方をいうのか。わたしたちはそれをどのように学ぶのか。そもそもわたしたちは、どのように「死」を経験するのか。

次節では、「死」の人称性を足がかりに、わたしたちの「生」における「死」の経験に光を投げかけよう。それを通して死すべきものたちの「連帯」の足場が明らかにされるだろう。そのうえで「死とともに生きる」実践としての「哲学」へ歩を進めることにしよう。

2　死すべきものたちの連帯の足場――「死」の人称性から考える

わたしたちは自分がいずれ死ぬということを知っている。しかしその「知」はどこで、どのように手に入れられたのか。あなたは本当に死ぬのだろうか。それはどうしてわかるのか。この点から考察を始めることにしよう。

テレビ、新聞、インターネットなどを通じて、わたしたちは毎日のように訃報に接する。病死や自殺により、事故や戦争のため、どこかのだれかが死亡したというニュースにふれる。その場では大きな衝撃を受けるかもしれない。しかし数日が経つと、その衝撃は薄れ、まもなく忘れてしまう。つまるところ、それは「他人事の死」なのだ。

「人間はいつか必ず死ぬ」（大前提）、「Xは人間である」（小前提）、したがって「Xはいつか必ず死ぬ」（結論）という本書冒頭の三段論法を思いだそう（一二頁）。このXの項に、どこかのだれかがたまたま代入されただけのことだ。したがってそれは「置き換え可能な死」である。V・ジャンケレヴィッチとともに、これを「三人称の死」（la mort en troisième personne）と呼ぶことにしよう（Jankélèvitch 1977, 25)。

しかしすでに確認した通り、わたしたちは、かけがえのない人の名前がXの項に代入されることを、さしあたり想定していない。多くの「死」にふれているにもかかわらず、自分や愛する者がまもなく「死ぬ」とは考えていないのだ。ほかならぬ「わたし」とかけがえのない「あなた」の死を、ここで、それぞれ「一人称の死」（la mort en première personne）と「二人称の死」（la mort en seconde personne）と呼ぶことにしよう（ibid, 26, 29)。一人称の死と二人称の死を受けとめることは、三人称の死を受けとめることと、どうやら異なるようだ。両者の違いは、どこにあるのだろうか。

三人称の死は、いわば外側から、客観的な視点から捉えられた「死」といってよい。そのような視点から、わたしたちは半直線を描き、そこに誕生と死亡の時点を書き入れる。誕生と死亡のあいだが「生きている」状態、死亡の後が「死んだ」状態だ。

しかしこの客観的な理解には、落とし穴がある。「人間はいつか必ず死ぬ」という大前提の真偽が検証されていないのだ。自ら世界中を飛びまわり、さもなければ世界中から死亡診断書をかき集めて、すべての人がじっさいに死ぬのか、確認することは現実的に不可能だろう。歴史に遡って検証することは、さらに困難である。もっといえば、かりにこれまですべての人間が例外なく、死を免れなかったとしても、この「わたし」が最初の反例かもしれないではないか。「人間はいつか必ず死ぬ」という命題は証明されていない。わたしたちはそれをただ鵜呑みにしているだけなのだ。三人称の死は、わたしたちの軽信に支えられて、成立しているようだ。

一人称の死、つまり「わたしの死」の場合、それを外部から捉えることができない。しかもエピクロス以来、くり返し指摘されてきた通り、一人称の死は経験不可能である。では「わたしの死」は、いったいどのように経験されるのか。ヘレニズム時代の哲学者、エピクロスの見解を検討しながら、考えることにしよう。

死は、もろもろの悪いもののうちでもっとも恐ろしいものとされているが、実はわたしたちにとって、なにものでもないのである。というのもわたしたちが存するかぎり、死は現に存せず、死が現に存するときには、もはやわたしたちは存しないからである。(Epicurus 1989, 84)

たしかに「わたし」は、自分の「死亡」という出来事とそれに続く「死んだ」状態を経験することができない。経験不可能なもの、それゆえ不可知なものを恐れるというのは、賢明な態度とはいえない。ではわたしたちはエピクロスとともに、「死はなにものでもない」と結論すべきか。そうではないだろう。目の前のグラスが存在するように、「死」は存在するわけではない。眼前に存在するものとは異なった仕方で、「死」は立ち現れるのだ。

なるほど「人間はいつか必ず死ぬ」という大前提は論証されていない。それゆえ小前提のXの項に「わたし」を代入するという仕方では、「わたしはいつか死ぬ」ことを納得することができない。しかしそれによって「わたしはいつか死ぬ」という可能性が排除されたわけではない。「わたし」はいつか死ぬかもしれない。いや、いつか死ぬのだろう。「わたしの死」という可能性は、「わたし」をいいようのない不安に駆り立てる。だからこそエピクロスは、「死は恐ろしくない」と何度も強調しなければならないのだ。

不安に見舞われるというのは現在の出来事である。「不安」という情態を介して、「死」は「わたし」の可能性として現在する。「わたしの死」は、「わたし」の存在を不可能にする究極の可能性として、不安を通して開示されるのだ。

二人称の死は、三人称の死と一人称の死のあいだに位置する。大切な「あなたの死」は、もちろん「他人事の死」ではない。かといってほかならぬ「わたし自身の死」でもない。

二人称の死においては、三人称の死と同様、「死亡」という出来事と「死んだ」状態が経験可能である。ただし二人称の死の場合、三人称の死に特徴的な「軽信」は見られない。人生のある時点で「わたし」は「あなた」と出会い、共に生きる。そしてやがて「あなた」の死亡に立ち会う。それで終わりではない。2章で考察した通り、「あなた」が生者から死者へ存在のかたちを変えても、「わたし」は死者となった「あなた」と共にある（七七頁）。

「死」の重みという点では、三人称の死と二人称の死は対照的である。前述の通り、三人称の死は他人事であり、置き換え可能である。対して二人称の死は、けっして他人事ではなく、置き換え可能でもない。それどころか「あなた」の死は、「わたし」の生の土台を掘り崩してしまうことすらある。「かけがえのなさ」という点では、二人称の死は一人称の死にかぎりなく近接する。

二人称の死の場合、死にゆくのは「あなた」であって、「わたし」ではない。「あなた」の「死」が現実化したからといって、それによってただちに、「わたし」の生の一切の可能性が奪い去られてしまうわけではない。その意味では「あなた」の「死」は、「わたし」の生における「究極の可能性」とはいえない。しかし、かけがえのない「生」を奪われるという可能性に直面しているという点では、「あなた」と「わたし」は同じである。縁側に腰を掛け、庭を眺める二人のように、「あなた」と「わたし」とでは、座位と視座がすこし異なる。そのすこし異なった視角から、「あなた」は「わたし」に語り、言葉を通して「あなた」の究極の可能性を「わたし」と共有することができる。それによって「わたし」は、「あなた」の「死」の可能性と向き合うことができる。可能性としての「死」は、共有可能なのだ。

三人称の死の場合、「死」は客観的な視角から捉えられる。そこでは可能性としての「死」が基本的に度外視される。当事者の「生」の可能性に関心が向けられないところで、それを不可能にする究極の可能性がどうして関心事となろうか。対して二人称の死の場合、「あなた」にとって究極の可能性である「死」が問題とされる。「死」が究極の可能性として問題とされるか否《いな》か、それによって二人称の死と三人称の死は明確に区別されるのである。

逆にいえば、わたしたちは目の前の他者に対する態度に応じて、それを二人称（「あなた」）の死とするか、それとも三人称（「彼（女）」）の死にとどめるか、選びとっている。切迫する可能性として「死」が共に受けとめられるとき、それは二人称の死となる。他人事として片づけられるとき、それは三人称の死となる。家族や知人の死ならば、すべてが二人称の死であるともかぎらない。目の前で死にゆく異邦人の「死」であっても、究極の可能性として共有されるならば、それは二人称の死となる。三人称の死が、二人称の死に転化する。それとともにわたしたちは、「死すべきものたち」として共に生きる一歩を踏み出すのだ。

人間が死すべきものたち（die Sterbliche）と呼ばれるのは、人間が死ぬことができるからだ。死ぬとは、死を死として能くすること（den Tod als Tod vermögen）である。人間だけが死ぬ。動物は〔生を〕終えるだけだ。（Heidegger 1994, 17-8）

「死を能くする」とは、究極の可能性として「死」を受けとめる態度をいう。「死ぬことができる」という点で、人間は他の生き物から、また不死の神々から区別されるのだ。可能性として「死」を受けとめて生きること、それは「人間の条件」といってよい。

「死すべきものたち」という複数形の表記は、「死」の共有とそれに基づく連帯の可能性を示している。二人称の死は、死すべきものたちの連帯の足場なのである。「哲学」(philosophia) と呼ばれる「生き方」は、その足場を共に築く試みとして、ソクラテスとその弟子たちによって始められた。[5] 次節では、このような視角から「哲学」にアプローチし、「死の練習」としての哲学の可能性に光を投げかけよう。

3　死すべきものたちの対話――「死の練習」としての哲学

「哲学」と聞くと、歴史上の哲学者たちの学説をめぐる学術研究が思い浮かぶかもしれない。ここでいう「哲学」はそれと異なる。カントはそれを「哲学する」(philosophieren) というドイツ語の動詞で表現しようとした (Kant 1974, 699)。

それはどのような活動か。さしあたり知を愛する活動といってよい。1章で紹介した通り、「哲学」という日本語は、明治初期に訳語として考案された (四四頁)。ギリシア語の原語 (philosophia)

は「知」（sophia）と「愛」（philia）という言葉が組み合わされたものだから、直訳すれば「知への愛」、すなわち「愛知」となる。この活動に従事する者は「愛知者」（philosophos）と呼ばれる。大切な事柄にかかわる知恵を体得した「知者」（sophos）ではなく、あくまで探究の途上にある「愛知者」なのだ。

「愛知」とは、どのような活動か。そもそも「知」を得るとは、どういうことか。ここで「知る」とは、「明確な根拠をもって真理を把握しているあり方」をいう（納富二〇一二、一二七）。たとえば数学のある定理について、自分で証明できなければ、「知っている」ことにならない[6]。自分が「知らない」ことを自覚する場合にのみ、人は「知ろう」とする。「知っている」つもりの人、「知らない」ことを気にかけない人は、「愛知」の活動へ導かれることがない。「不知」の自覚こそ、「知を愛し求める」という探究的活動の出発点となるのだ。

「愛知」の活動は、対話を通して進められる。ソクラテスにとって哲学するとは、対話することを意味するのだ。対話を通して自他の考えと生き方を吟味する。対話の目的は、自分の意見を披瀝すること、相手を説得することにあるのではない。むしろ大切な事柄の真理を共に究明することにある。そのためには真剣な問いかけと率直な答えが欠かせない。それに応じてプラトンの描くソクラテスは、対話の相手に次のように要求する。

そこで友情の神ゼウスの名にかけて、カリクレスよ、どうか君自身としても、わたしに対して冗談半分の態度をとるべきではないと考えてくれたまえ。また、その場その場の思いつきを、心にもないのに答えるようなこともしないでくれ。さらにまた、わたしの方から話すことも、冗談のつもりで受け取ってもらっては困るのだ。なぜなら君も見ている通り、今わたしたちが論じ合っている事柄というのは、ほんの少しでも分別のある人間ならだれであろうと、そのこと以上にもっと真剣になれることが、ほかにいったいなにかあろうか、といってもよいほどの事柄なのだから。その事柄とはつまり、いかに生きるべきか、ということなのだ。(Platon 1903, 500b5-c7)

街角で出会った専門家や知識人を相手に、ソクラテスは対話を始める。相手の生き方や考え方を問い質し、徹底した吟味によって、相手の「不知」を暴露してしまう。人前で恥をかかされた有力者たちは、憎悪を募らせる。こうしてソクラテスは七十歳の老身で告訴され、被告として法廷に立つ。しかし彼は、情状酌量をいっさい求めることなく、告訴に対する論駁を展開する。まず「有罪」が確定し、次いで「死刑」の判決が下る。

ソクラテスは法廷でも、「不知」の自覚のもと、「愛知」の態度を貫く。「死」が恐ろしいものかどうか、私たちは知らないはずだと、裁判員たちに語りかける。

というのも死を恐れるというのは、皆さん、知恵がないのに、あると思っていることにほかならないからです。それは知らないことについて、知っていると思うことだからです。死というものを、だれ一人として知らないからです。死は人間にとって、あらゆる善いことのうちで最大のものかもしれないのに、そうかどうかも知らないのですから。人びとはかえって、最大の悪だとよく知っているつもりで恐れているのです。じっさいこれが、あの恥ずべき無知、つまり知らないものを知っていると思っている状態でなくて、なんでしょう。(Planton 1900, 29a3-b2)

先に確認した通り、人は自分が「死亡」する出来事とその後の「死んだ」状態を経験することができない。「死ぬ」ことは「死」は経験不可能であり、それゆえ不可知であるのだ。にもかかわらずわたしたちは、まるでよく知っているかのように、「死ぬ」ことを恐れている、というのである。ここにはエピクロスと通底する態度が認められる。

しかしソクラテスは、「死はなにものでもない」と、思考停止しない。むしろ「死」という可能性を正面から受けとめ、真理を探究する愛知者の生き方を身をもって示す。「死」という可能性をどのように引き受けるかという点で、ソクラテスとエピクロスの態度は決定的に異なるのだ。

法廷のほとんどの者は、「生か死か」という観点から裁判の推移を見守り、量刑に関心を寄せていた。しかしソクラテスにとって問題は、「哲学する生」だった。自他の生き方とそれを支える考え方を吟味するため、ソクラテスは対話的探究に生涯をささげてきた。それゆえ他国への追放であれ、禁固刑であれ、その活動が不可能になるような刑罰は、かりに死刑を免れようが、とうてい受け入れることができなかった。

ここには、「生」と「死」の対立を超える視点がある。わたしたちはなぜ死を恐れるのか。生き続けること、生き永らえること以上に、大切にしているものがないからではないか。そうなると、生きることが自己目的化してしまう。なにを大切にして、どんなことに思いをよせて生きるのか、それが問われているのだ。3章で紹介した言葉、「大切なのは、ただ生きることではなく、よく生きることである」を思い起こそう（Platon 1900, 48b5-6）。

ソクラテスの態度は、死刑判決後に牢獄へ身を移しても変わらない。死刑が執行される日の朝、弟子たちが牢獄に集まる。「これからあの世へ旅立とうとしている者が、あの世への旅路について、それがどんなものであるとわたしたちが思っているのかを、検討したり物語ったりすること以上に適切なことは、おそらくないだろう」というソクラテスの発言とともに、師との最後の対話的探究が始まる（ibid, 61d10-e2）。

死亡とともに魂と肉体が分離するという前提のもと、ソクラテスは「魂の不死」の論証を試みる。「死」については知らないという「不知の自覚」のもと、「人間に可能なかぎりの言論《ロゴス》」が追求されるのだ（納富二〇一五、七五）。なるほどソクラテスとプラトンの考え方を理解することは、けっして容易ではない。「魂の不死」をめぐる対話的探究は、しかし、「死」を掴みなおす視点を与えてくれる。

精神的な打撃を師に加えまいと気遣う弟子たちに対して、ソクラテスは自説を論駁するようにチャレンジする。それに応えて弟子たちは、論証の欠陥を指摘する。その指摘が正しければ、「魂の不死」という主張は崩れ、ソクラテスの「魂」はまもなく消滅してしまう。その危機のなか、師は新しい論証に挑戦する。その情景は次のように報告される。

> 実は、その場に居合わせて、わたしは驚くべき感情を味わったのです。というのも親しい人の死に立ち会っているというのに、わたしは悲しみの気持ちに襲われなかったのです。なぜなら、エケクラテス、あの方はその態度においても言葉においても幸福そうに、わたしには見えたからです。
>
> (Platon 1900, 58e1-4)

なぜソクラテスは幸福そうだったのか。「魂の不死」の論証に対して弟子たちが論駁してくれるおかげで、「哲学する生」を最期まで完遂できるからである。それは生き続けること以上に、彼が大切にしてきたものである。

まもなく死にゆく者と、わたしたちは「死」について語り合うことができるだろうか。死を目前に控えた者に対して、「死後の希望」を打ち砕く言葉を発することができるだろうか。むしろその者を落胆させせないように、真実を語ることをためらうのではないか。それは一見したところ、死にゆく者に対する優しさや配慮のように映る。しかしそれは、死にゆく者に対する「差別」の裏返しである。

2章で見たように、岡部健は、死にゆく者に対する「差別」に悩まされていた。そしてここでも、「優しさ」や「配慮」によって、「死」は、「あなた」と「わたし」の共通の課題から、死にゆく「あなた」の問題に限定されてしまうのである。

どうしてこのような「差別」が生まれるのか。それはわたしたちが「死」を恐れ、特別視しているからである。「生」との対立関係において、「死」を受けとめているからである。

おそらく「魂」——なにか真実なものへ思いを傾ける自己——に対する配慮が十分ではないのだろう。わたしたちのあり方、生き方は、なにを気遣い、なにに配慮して生きるのかに応じて、まったく異なったものとなる。所有物や世間の評判に配慮して生きるのか、外見の美しさや欲望の充足を気遣って生きるのか、それとも「いかに生きるか」を探究しながら生きるのか、わたしたちはそれを問われているのだ。

序章で述べたように、父との死別後、わたしは「哲学とは死の練習である」という言葉に惹かれて、哲学の道を歩み始めた。「死の練習」という言葉は、ここで登場する。死後に魂が肉体から自然に分離されるのを待つのではなく、あるいは死を目前にして、慌てて魂に配慮するのでもなく、今、ここで、対話的探究を通して生き方を吟味し、魂の世話をすること、それによって魂を自由にすること、プラトンはそれを師のソクラテスとともに、「死の練習」(meletē thanatou)と呼ぶのである(ibid, 81a1-2)。

ソクラテスの生き方はたしかに壮絶である。自分にはとうてい及ばないと思われるかもしれない。しかし「哲学者」とはけっして特別な人たちではないことを思い出そう。大切なことを自分は知らないという「不知」の自覚に促されて、対話的探究へ赴く者は、だれでも「哲学者」である。肝心なことは、真理の探究へ赴くかどうかだ。

「真理」など求められない、求めても意味がない、と諦めたり最初から開き直ったりすると、裁判や政治、そして人生すべては相対的な思いこみの世界、弁論の力が支配する場になってしまう。法廷では、説得的に語り、人々にそう思われさえすれば、それが決定への力となり、真理になると弁論家は考えるからである。

人生を法廷や政治の論理《ロジック》で片づけようとする私たちの態度に、「神の使命」として真理を追究するソクラテスの言論は対抗する。ソクラテスの哲学は、このような意味で、私たちが半ば諦めている現実への見方に転回を迫り、真の生き方への覚醒を促すものなのである。(納富二〇一二、一六〇)

「生きるなんて、大したことない」、「死ぬなんて、こんなもんだ」と高を括る態度そのものがわたしたちの「現実」の捉え方と「生き方」を狭く規定してしまう。「生きる」ことと「死ぬ」ことの真摯な探究、対話的探究は、半ば諦めている現実の見方に転回を迫り、「真の生き方」へとわたしたちを覚醒するのだ。

じっさいソクラテスと弟子たちの最後の対話は、ソクラテスが「愛知者」として生を全うするためだけでなく、弟子たちが「死とともに生きる」ことを学び、「死すべきものたち」として共に生きるため、不可欠な挑戦であった。

人間は死すべきものたちとして、連帯の可能性に開かれている。対話的探究は、その可能性を現実化する貴重な足場を与える。たしかにソクラテスという卓抜した対話の相手はもういない。しかし、「生きる」ことと「死ぬ」ことをめぐって真摯な対話的探究を望む者は少なくない。

阿部恭嗣もそうだった。自分の生き方を徹底的に吟味し、仲間たちの「死」を受けとめ、そこから自身の「死」と向き合うことで、彼は「死」という根底から、自身の「生」を掴んだ。「真の生き方」を追求する彼の歩みは、「本当に生きる」という言葉に結実した。そして彼は常に、対話的探究に開かれていた。そのおかげでわたしは、死とともに生きる、死すべきものたちとして共に生きるための探究の緒に就くことができたのである。

シシリー・ソンダースの観察によれば、「死にゆく者は、日常生活の仮面を剥ぎ落し、壁を取り払う」(du Boulay 2007, 128)。「本当に生きる」ことを願い、そのための対話的探究を切に望む者は、ロンドンのホスピスや地域コミュニティだけでなく、わたしたちの住む街にも多く存在する。わたしたちはそのような者たちと出会い、対話的探究を始めればよいのだ。

こうした展望のもとわたしは哲学カフェ（二〇一三年）と死生学カフェ（二〇一五年）を創設し、生と死をめぐる対話的探究に挑戦してきた。次節ではその試みをふり返りながら、生と死をめぐる対話的探究の場について構想しよう。

4 「死の練習」の場を創設する——生と死をめぐる対話的探究の実践

哲学カフェの出発点は、「対話する社会」との出会いにある。6章で述べた通り、二〇一一年四月から一年間、わたしはスウェーデンで生活した。それは「他者とともに生きる社会」との出会いであるとともに、「対話する社会」との出会いだった。

日常会話を通して、ある問いが立ち上がり、そこから「対話」が始まる。人びとは異なる見解に関心を寄せ、それを支える理由や背景を知ろうとする。相手と自分の違いを楽しみ、異論や異説を理解しようとする。

日常生活のいたる場面で、たとえば友人宅、パブ、美容室、タクシーの車中で、わたしは「対話」

を経験した。それはすくなくとも近年の日本社会では、お目にかかれないものだった。「対話」との出会いは衝撃的だった。

「討論」（discussion）の場合、複数の意見を並べ、それぞれのメリット・デメリットを客観的に分析する。そのような仕方で相手の意見を俎上に載せ、解体する（discutere）。それを通してよりよい結論や方針に到達するためである。ここでは、それぞれの意見が各人の生き方から切り離される。だからこそ、たとえば死刑制度や原子力発電について、各人の信念を顧慮することなく、賛成／反対にグループ分けして、メリット・デメリットを客観的に論じることができるのだ。

「会話」（conversation）の目的は、相手と交わる・親しむ（converse）ことにある。たとえば、それほど親しくない知人と久しぶりに会い、会話を始めるとき、あなたはどのような話題を選ぶだろうか。政治や宗教など、相手の立場によっては論争や対立を引き起こしかねないテーマは慎重に避け、「お天気」など、あたり障《さわ》りがない話題から、会話に入るのではないだろうか。その場合、「お天気」そのものがひどく気になっているわけではないだろう。むしろ共通の話題のもと会話を円滑に進めることで、相手との距離を縮めることを企図しているはずである。

「対話」（dialogue）の場合、相手と自分の言葉（logos）を通して／のあいだで（dia）、共同行為として探究が進められる。共に探究を進める条件は三つある。ひとつは、問いが共有されていることである。共通の問いを欠いて、共に探究を進めることはできない。もうひとつは、「不知」の自覚である。探究の主題について自分が「知っている」ならば、そもそも探究を始める必要がない。大切な事柄について自分が「知らない」からこそ、わたしたちは探究へ赴き、相手の言葉に耳を傾けるのだ。最後に、一般に流布している見解ではなく、自身の生の基盤となっているような考えを言葉にすることである。対話においては、各人の意見がそれぞれの生き方と結びついていなければならない。さもなければ相手と自分の考え方を吟味し、よい生き方を実現するという目的を遂げることができない。

スウェーデン・スタイルの対話レッスンを積みながら、わたしは対話的探究に魅せられていった。開かれた対話の場を創出すべく、帰国直後から準備を始め、二〇一三年に哲学カフェ＠しずおかを創設した。[7] 二〇一三年八月から二〇一九年二月まで、隔月開催で計三十三回の哲学対話を試みた。

テーマ設定や対話の進め方について継続的に学び、多種のスタイルを試行した（竹之内二〇一五）。当初は、先行する哲学カフェのスタイルをほぼそのまま踏襲したが、まもなく自分たちの理念と着想に基づいて、自分たちの「哲学カフェ」を創り上げた。それを通して学んだことは少なくない。それは「哲学」という営みについて、根本から考える機会となった。またわたし自身が「対話」へ開かれ、「対話的な自己」につくり変えられた。

しかし同時に、多くの疑問も生まれた。哲学カフェは「ソクラテスのカフェ」と呼ばれる。にもかかわらず哲学カフェの対話は、ソクラテスの対話のように進まない。ソクラテスは「愛知者」として対話に臨み、相手の生き方や考え方を徹底的に吟味する。それに対して日本の哲学カフェでは、「哲学者」はファシリテーターとして、参加者に発言を促し、論点を整理するという中立的・限定的な役割を担うことが多い。またソクラテスの対話では、各人の生き方を吟味するため、自らの生の基盤となっているような考えを言葉にすることが求められる。しかし哲学カフェでは、互いの生き方が吟味されるというより、各自の「知見」や「経験」が共有される傾向にある。これらは哲学対話の性質と意義にかかわる根本的な隔たりである。隔たりはどこから生じたのか。これに回答するためには、哲学カフェの歴史を遡る必要がある。

日本の哲学カフェは、子ども哲学（Philosophy for Children）の影響のもとにある。子ども哲学の実践に際しては、子ども（生徒）と大人（教員）の権力関係に敏感にならざるをえない。同様の見地から、哲学カフェでは、専門家（哲学者）と非専門家（市民）の権力関係が問題になる。子ども哲学からの影響のもと、専門家（哲学者）の権力性を意識するゆえ、それに応じて「哲学者」は、右のような限定的な役割を担ってきたのではないだろうか。

哲学カフェそのものは、一九九二年にパリのカフェで始まった。毎週日曜日、市民たちがカフェ・デ・ファールに集まり、その場でテーマを決めて、主宰のM・ソーテと哲学対話を試みるようになったのだ。ソーテその人は、G・B・アヘンバッハが提唱した「哲学実践」（Philosophische Praxis）の一環として、「カフェフィロ」という公共的な空間に「哲学者」として立ち、参加者たちが投げかける多様な問いに応答した。

「哲学する」とは、何よりもまず「耳を傾ける」（écouter）ことだ。哲学者とはあらゆる質問に対して答えられる人物ではない。すでに与えられた答え、主流の答え、あるいはそれに対抗する答えが哲学者を考えこませるのだ。哲学者とは、質問する人、解決策としてまかり通っているものを厳密に再検討する人間なのだ。実をいえば、哲学者が本来の自分の技能を実践するためには、まず流布している考えを聞くことから始めなければならないのである。（Saute 1995, 42）

ソクラテスその人は、相手と自分の「考え」だけでなく、「生き方」を吟味する。カリクレスに対するソクラテスの語りかけを思い起こそう。生き方の吟味を欠いて、ソクラテスの対話は成立しない。それは哲学者（愛知者）をソフィスト（知者）から区別する一線でもある（納富二〇一五、二二二）。

「ソクラテスのカフェ」という名のもと、ソーテは哲学カフェという新しい試みを展開した。しかしカフェの哲学対話では、自他の生き方の徹底した吟味を行わないまま、場所を移して、哲学相談所を開業した。「哲学カフェ」は創始の時点から、相手と自分の生き方を吟味する場ではなかったのだ。相手と自分の生き方とそれを支える考え方を徹底的に吟味する「愛知」の態度が共有されていないところでは、「哲学」の学説や術語を援用することを禁じられると、参加者は自らの「体験」にもたれかかることになる。それとともに哲学カフェは、各人の「知見」や「経験」が披瀝される場となってしまうのだ。

わたしにとって「哲学」とは、なによりも「死の練習」である。死後に魂が肉体から分離されるまで待つのではなく、死を目前にして、慌てて魂に配慮するのでもなく、今、ここで、対話的探究を通して自他の生き方を吟味し、魂を自由にすること、それが問題なのだ。

「死の練習」を実践するためには、「死」を特別視する態度から自由にならなければならない。「死とともに生きる」ことと、「死すべきものたち」として共に生きることを学ばなければならない。しかし、そこで生き方が吟味されないかぎり、哲学カフェという場でそれを実現することは困難である。哲学カフェと死生学カフェを統合した新しい場が必要なのだ。こうした展望のもと、わたしは哲学カフェの試行に見切りをつけた。最終回の対話テーマは「哲学カフェは哲学的か？」であった。

死生学カフェは、二〇一五年一月に創設された。日本はもとより、世界でも類例のない試みと自負していたが、創設直後の三月、オレゴン州ポートランドのダギーセンターを訪問した際、スタッフとの会話を通して「デスカフェ」(death cafe)の存在を知った。デスカフェのコーディネーター(本職は葬祭業者)を紹介してもらい、デスカフェの世界的ネットワークについて教えてもらった。(8)

「デスカフェ」と「死生学カフェ」の違いはどこにあるのか。デスカフェでは、特定のテーマが設定されず、参加者は各テーブルで、「死」をめぐるオープンな会話を楽しむ。対して死生学カフェでは、「死とともに生きることを学ぶ」という目標のもと「共通の問い」が立てられ、参加者による対話的探究が試みられる。

参加者とともに共通の問いを立て、探究的対話を試みるという点で、哲学カフェと死生学カフェの対話スタイルは一致する。また「死すべきもの」として生きる知恵を共同で探究することは、そのまま「哲学」の営みといってよいだろう。

死生学カフェは「生きること、死にゆくこと、かけがえのないものを失うことなど、生と死にかかわる多様な課題について、出会いと探究の姿勢を大切にしながら対話を試みる場」である。[9]二〇一五年一月の創設から現在（二〇一九年五月）まで、計二十六回の開催を数える（竹之内二〇二〇）。

試行錯誤の一年目を経て、二年目から絵本を導入する。『葉っぱのフレディ』、『ぶたばあちゃん』、『かないくん』などの絵本を共に読み、それぞれの気づきや疑問を共有しながら、共通の問いを立て、対話的探究に入るのである。

「生」と「死」をめぐる対話においては、「経験の差」が如実に現れる。経験の多寡によって、対話における役まわりが固定してしまう傾向がある。たとえば、「生」と「死」について経験を重ねてきた高齢者と面して、経験に乏しい若者は聞き役にまわりがちだ。「対等で開かれた対話」を実

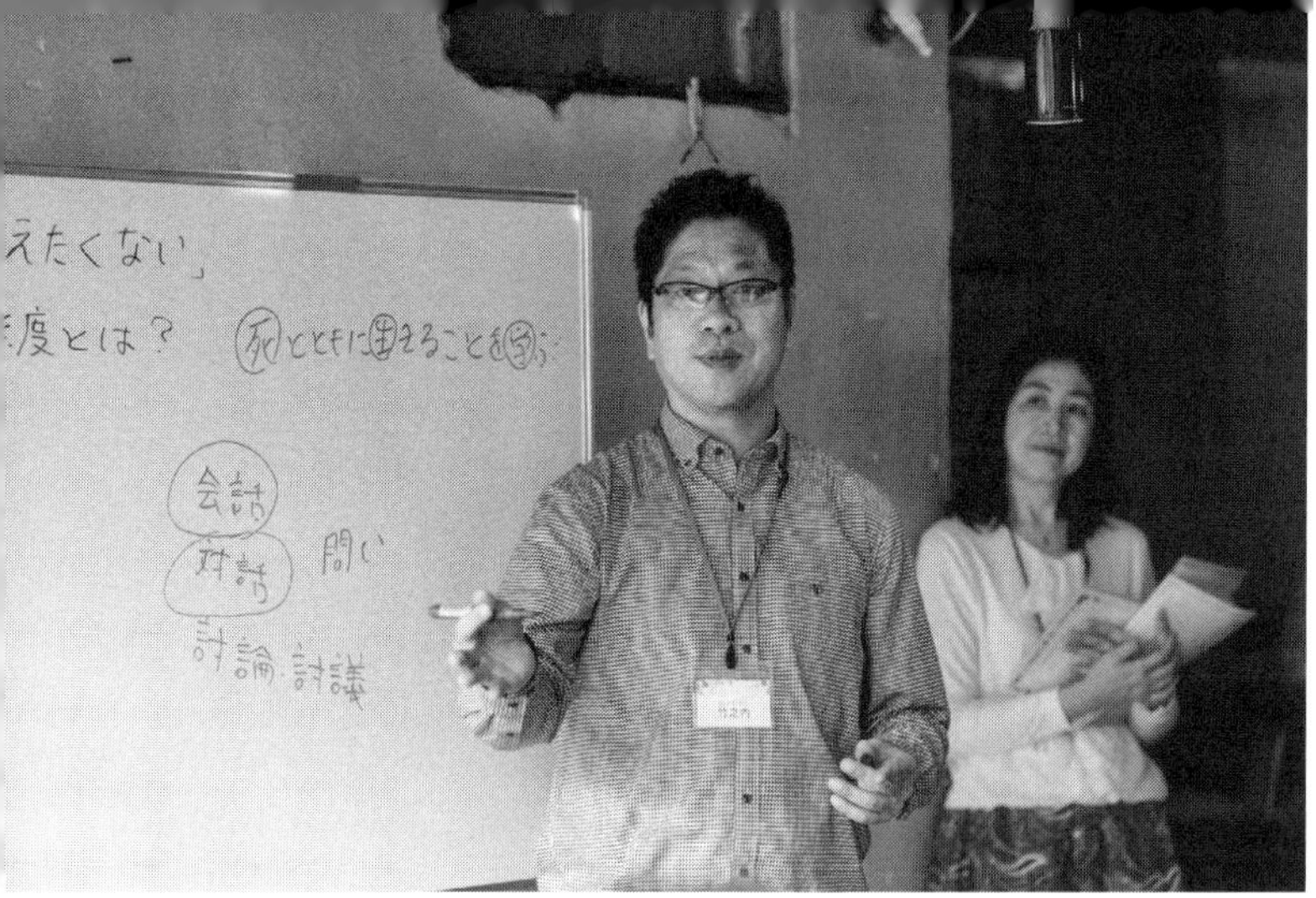

現するためには、どうしたらよいのか。対話のための共通の土台を用意すればよい。このような発想のもと、絵本は導入された。絵本を共に読んだうえで、参加者はそれぞれの経験を踏まえて、異なった視角から対話に臨めばよい。

絵本を用いた対話を二年間ほど続け、四年目の二〇一九年から、参加者全員で共通の問いを立ち上げ、対話に入るというスタイルへ移行した。これは哲学カフェの基本スタイルでもある。

死生学カフェの原点は、岡部健医師とともに立ち上げた「タナトロジー研究会」にある。タナトロジー研究会とは、どのような試みだったのか。この問いに回答を試みることで、死生学カフェの意義が浮き彫りにされるだろう。

岡部は「ノンセクト・ラディカル」という自身の原点について、くり返し語っていた。それを思い起こしながら、わたしは今、このように考える。岡部にとって在宅ホスピスケアとは「新しい社会運動」の側面をもっていた、そしてタナトロジー研究会とは東大安田講堂内に設けられた「解放空間」に相当する試みだったのではないか[10]。

「とにかく誰でも入れる、文句なしに入れる、（略）批判があっても不満があっても疑問があっても入れる、中に入れて議論する、徹底的に議論する」（山本二〇一五、一三四）という方針のもと、解放講堂（東京大学の安田講堂）には、他大学の学生、高校生、三里塚の農民などが迎え入れられた。

同様にタナトロジー研究会は、医療現場を開放し、哲学、倫理学、宗教学、社会学、民俗学、日本思想史、国文学などの人文社会系研究者、宗教者（僧侶・牧師・チャプレン）、葬祭業者を迎え入れ、自由な議論に挑戦した。当事者から学ぶという姿勢を大切にしながら、専門職と非専門職が患者・家族（遺族）の言葉を囲み、生と死にかかわる諸課題について検討した。

しかしタナトロジー研究会の中心メンバーは、人文社会系研究者とケア専門職だった。また当事者の言葉を囲むといっても、それはもっぱら医療者により「記録された言葉」であり、患者や家族（遺族）が研究会の座の中心を占めることはなかった。それに対して死生学カフェには、死別経験者、がんサバイバー、難病や慢性疾患を抱える者、希死念慮に苛まれる者などが集まり、生と死の諸課題をめぐって対話を試みる。そして参加者のあいだには、緩やかな連帯が生まれつつある。タナトロジー研究会から死生学カフェへの移行は、専門職によるサービス提供モデルからコミュニティ発展モデルへの転換に符合するのだ。

死生学カフェでわたしは、参加者一人ひとりの「尊厳」を大切にすることを学んだ。生と死をめぐる課題は多様であり、だれひとりとして同じ苦悩を抱える者はいない。それゆえ各人の課題を安易に一般化し、苦悩を理解した気になると、間違いなく失敗する。にもかかわらず、それらの課題と苦悩は問いとして立てられ、共有されなければならない。さもなければ対話は始まらない。一人ひとりの「尊厳」を大切にしながら、しかし知への愛に促されて、大切な事柄に大胆に踏みこむ勇気が求められる。「死」を特別視する態度から自由になる必要がある。この点では、ソクラテスその人の対話の姿勢が求められる。

このような対話の場を拓くためには、ファシリテーターを務めるわたし自身が「死」を恐れることなく、自らの生き方とそれを支える考え方を徹底的に吟味する態度をもちつづける必要がある。つまり「愛知者」であることが欠かせない。また同時に、一人ひとりの個別的な生き方とそれを支える考え方を注意深く受けとめなければならない。時には深刻な課題や苦悩に自分自身を開き、辛抱強く耳を傾けなければならない。

参加者一人ひとりが「愛知」の姿勢に貫かれつつ、互いの課題と苦悩を受けとめ合うところには、死すべきものたちの連帯の足場が築かれるだろう。生と死をめぐる対話的探究の場から、どのようなコンパッションと探究のコミュニティが発展していくのか。その試みは、まだ始まったばかりである。

「世俗化」(secularisation)の進行を背景に、欧州社会では、宗教的な見解と非宗教的な見方をともに承認する、包括的な思想的枠組みが追究されている。日本の社会的状況を欧州のそれとただちに重ね合わせることはできないが、宗教的・非宗教的な死生観・価値観を包摂する思想的枠組みは、日本社会でも要請される。

対話的探究としての「哲学」は、この要請に応えるポテンシャルを秘めている。鍵を握るのは世界観や学術領域としての「哲学」ではなく、愛知という探究的な営みとしての「哲学」である。この意味での「哲学」は、「宗教」との対立関係にない。むしろ宗教者であれ、ケア専門職であれ、死すべきものたちがだれでも参加できる公共的なプラットフォームを提供することができる。「哲学」には、「死の練習」の場を創設し、死すべきものたちの連帯の足場を築くという使命が託されているのである。

5　終わりに——死すべきものたちのコミュニティを築く

死すべきものたちが学び合い、支え合うコミュニティには、さしあたり二種の拠点が必要である。ひとつには、これまで論じてきた通り、生と死の諸課題をめぐる対話的探究の場、いってみれば「死の練習」のための開かれた道場である。

ソクラテスの刑死から十二年後、イタリア南部とシチリア島への旅を経て、プラトンは、アテネ郊外のアカデミアという場所に小さな学園を開いた。それは共に哲学するための場所であった。ソクラテスにとって哲学するとは、対話することだった。アカデミアの学園でも、対話を通して「愛知」の共同的探究が遂行された。師が「自らの教説を提示してそれを学ばせるのでなく、学生たちと一緒に対話しながら、その中で哲学を培っていく共生」こそ、学園の理念だった（納富二〇一五、七）。

わたしが大切に思っている事柄について、わたしから聞くとか、他の人から聞くとか、あるいは自分で発見したつもりになって、わかったと称し、これを書物に書いたり、あるいは書くことにしている人たちすべてについて、とにかく次のことだけは、はっきり言っておくことができます。そういう人たちは、わたしの考えるところでは、当の事柄についてなにも理解しているはずはないのです。とにかくわたしは、これらの事柄について書物は書いていませんし、これからも書くことはけっしてないでしょう。それは他の学科のように、言葉に出して示すことができるものではけっしてないからです。それは直接に事柄そのものを中心に、幾多の交わりを重ね、生活を共にしていると、突如として、あたかも火花が飛んできて、光明が点じられるように、それが直接に魂のうちに生じることになる。そしてそれからは、それが自分で自分を育てることになるといったものなのです。（Platon 1907, 341b7-d2）

これは「プラトン」からディオンの遺族と友人たちに宛てられた書簡の一節である。[11] ここで「わたしが大切に思っている事柄」とは、本章で見てきた通り、相手と自分の生き方とその基盤となっている考えを徹底的に吟味する態度、「死の練習」に共に臨む態度、つまり共に哲学する態度をいうのだろう。それはソクラテスからプラトンへ、「火花」のように発火し、燃え移った。

このような出来事は、師弟や学友のあいだにしか生じないのか。長年にわたって共同生活を営まないと、生起しないのか。おそらくそうではないだろう。かりにそうだとすると、「哲学」は死すべきものたちの共通課題ではなく、特定の者たちの専有物になってしまう。「不知」の自覚のもと、問いが共有され、各自の生の基盤となっている考えが率直に言葉にされるならば、それがどこであろうと、相手がだれであろうと、対話的探究は成立する。そして対話的探究が試みられるところでは、魂に火花が散り、各自の生き方が変えられるだろう。

死すべきものたちが学び合い、支え合うコミュニティを実現するためには、もうひとつ、「コンパッションに満ちた隣人たち」のように、日常生活のなかで支え合い、学び合うコミュニティの拠点が欠かせない。それは、どのように形成されるのだろうか。

考えてみれば、わたしは二十一歳のときから、そのようなコミュニティに身をおいてきた。「ありのまま舎」という自立ホームでは、学び合いと支え合いのコミュニティが形成されていた。重度障害者たちからの呼びかけに応えて、多様な人びとがボランティアとして出入りし、各々の責務を引き受けていた。そこにはコンパッションに満ちた地域の仲間が集まり、「コンパッションコミュニティ」を築いていたのだ。しかも1章で論じたように、「介助」と「哲学」という二つの活動が「身をもってよく生きる」という共通の目的をもつことを、長い時間をかけて、わたしは学んできたのである。

日常生活のなかで支え合い、学び合うコミュニティの拠点は、意外と身近なところに見つかるかもしれない。それは人間が身体的な存在として、すでに支え合って生きているからである。身体的存在の根底には、人間が飢え乾く存在である、常に欠如を抱えた存在であるという事実が潜んでいる。欠落を抱える者、傷つきやすい者として、「あなた」は「わたし」に呼びかける。必要な注意や気遣いが欠けると、「あなた」はいともたやすく傷ついてしまう。だからこそ「わたし」は「あなた」に応え、それを通して自己の存在を引き受けなおしていくのだ。

これからわたしが挑戦すべきことが、明らかになったようだ。わたしは今後、死すべきものたちが学び合い、支え合うコミュニティの形成へ向けて、二種の拠点づくりに挑戦していく。それを通してわたしは、かけがえのない出会いを経験し、多くのことを学ぶのだろう。すでに出会った人たちと、また自分自身と出会いなおすに違いない。それを楽しみに、新たな一歩を踏み出そうと思う。

註

（1）研究プロジェクト「英国と日本のエンドオブケア――文化、実践、政策における接点（看取りプロジェクト）」については、以下のグラスゴー大学のウェブサイトとClark and Takenouchi2020を参照されたい。http://endoflifestudies.academicblogs.co.uk/the-mitori-project/（二〇一九年五月二十五日閲覧）

（2）http://endoflifestudies.academicblogs.co.uk/the-mitori-project-blossoms/（二〇一九年五月二十五日閲覧）

（3）https://compassionateneighbours.org/（二〇一九年五月二十五日閲覧）

（4）「わたしとともに目覚めていなさい」という言葉は、死を目前に控えたイエスが弟子たちに呼びかけた言葉である。オリーブ山の麓のゲッセマネで、イエスは「わたしは悲しみのあまり死ぬほどである。ここに待っていて、わたしとともに目を覚ましていなさい」と語った後、独り離れて祈った（マタイ福音書二十五章三十八節）しかしイエスが三回戻ってきたところ、弟子たちはいずれも眠っていたという。

（5）「哲学」という言葉そのものは、ピュタゴラスに由来するとされる。しかしプラトンが対話篇で描くソクラテスは、「生き方」を指すものとしてこの呼称を初めて使用した。当時のギリシアでは、詩人、政治家、弁論家、ソフィストなど、多種の専門家や知識人が活動していたが、「哲学者」と呼ばれる職業は存在しなかったのである。それを踏まえて納富信留は、「プラトンについては、哲学をすでに出来上がった制度で論じるのではなく、哲学そのものが現れる生成のダイナミズムを見るべき」であると指摘する（納富二〇一五、六）。

（6）それによって「知る」は、「思う」から区別される。これに関連して、ハイデガーは一九三五／一九三六年冬学期講義で、二種の「学ぶ」こと（Lernen）を区別する。ひとつには、ある物との交渉の仕方（使い方）を会得する、つまり習熟すること（Übung）である（Hedegger 1984, 71）。たとえば銃について、私たちは、弾丸のこめ方、引き金の引き方、目標の狙い方を学ぶことができる。もうひとつには、それがどういうもの、なんであるかを知る、つまり学び知ること（Kennenlernen）である（ibid, 72）。いかなるものが銃に属すのか、武器とはなにかについて、私たちは学ぶことができる。そもそもそれがどのようなもの（物）であるのか、見当がつかなければ、使いこなすことなどできない。だとすれば後者の学び、すなわち学び知ることは、「習熟と使用に対して、それを初めて可能にする根拠」を与えるといってよい。こうして学び知ることは、「根源的な学び」と位置づけられる（ibid, 73）。

（7）https://www.facebook.com/philo.c.shiz/（二〇一九年五月二十五日閲覧）
（8）https://deathcafe.com/（二〇一九年五月二十五日閲覧）
（9）https://www.facebook.com/shiseigakucafeshizuoka/（二〇一九年五月二十五日閲覧）
（10）「新しい社会運動」においては、たとえば「公害や資源の乱開発をめぐって登場した市民的反対運動」のように、「社会的出自にかかわりなく、運動が掲げるシンボル的目標に共鳴する人々が集合」し、「自分たちの生活スタイルをめぐる文化的ないし美的な新しい価値の表現に力点」をおいた活動を進める（山之内二〇一五、一〇八—九）。
（11）プラトンに帰せられる書簡は十三通伝えられているが、そのうちの多くが「偽作」とされる。ここで紹介する『第七書簡』は、「真作」の可能性が比較的高いとされる。

あとがき

「現在の死生観をどのように獲得されたのですか？」――講演、研修会、あるいは主宰する対話カフェで、このような質問を受けることがある。察するに、現在の（確立されたかに見える）死生観を聞いても、あまり参考にならない、むしろ講師自身がそこに到るまでの探究のプロセスを示してもらった方が手がかりになる、ということなのだろう。ただ残念ながら、わたしは対話にすっかり魅せられてしまい、いわゆるレクチャー・スタイルをとる――受講者に対して一方的に講義する――ことがほとんどない。だったら書物に記すしかないと、本書の執筆を思い立った。

「死とともに生きることを学ぶ」という探究のプロセスは、わたしの場合、父との死別から始まったように思う。死すべき定めをどのように引き受け、生きたらよいのか。父との死別によって突きつけられた問いを抱えながら、わたしはかけがえのない人たちと出会い、対話してきた。父との死別を起点に、探究のプロセスを辿りなおす時間、それはかけがえのない人たちと出会いなおし、自分自身と出会いなおす時間であった。出会いを通して学んだこと、学び損ねたこと、残された課題とじっくり向き合い、死者と、またかつての自分と対話する時間だった。それを通して哲学するという豊かな時間だった。

こうした経緯を反映して、本書では、著者自身を表記するにあたって、「わたし」という一人称単数の代名詞を用いることにした。エッセイなどには、このような表記が見られるが、学術書の場合、通常は「著者」や「筆者」と表記される。最終的な判断は読者に委ねるほかないが、著者としては、たんなるエッセイを書いたつもりはない。誤解を招かないように、表記を「著者」に統一することも考えたが、最終的に「わたし」という表記を採用した。わたしは「著者」として、かけがえのない人たちと出会ったわけではない。むしろ息子として、友として、弟分として、あるいは弟子として出会った。本書を執筆する段になって、自らを「著者」と表記すれば、出会った自分、出会いなおす自分から、現在の自分が遊離してしまう。それは出会った人たちとかつての自分に対する、ある種の裏切りのように思われる。出会いの主体、出会いなおす主体、対話を通して哲学する主体、この三者の連続性ないし一貫性を確保するため、本書では「わたし」という表記を使用することにした。

約二年間の暗中模索が続いた。孤独な作業だった。自分がまともな仕事をしているのか、それさえ確信がもてなかった。そのようななか、妻と親しい同僚（藤本穣彦）に最初の読者になってもらった。各章を脱稿するたび、草稿を渡し、助言や励ましをもらった。それがなかったら、本書を完成させることはできなかっただろう。7章まで書き終えた段階で、東札幌病院の石谷邦彦先生に原稿を読んでいただく幸運に恵まれた。先生から推賞を賜り、わたしはようやく、本書の意義について確信をもてた。

ポラーノ出版の鋤柄禎さんは、本書の出版を快諾し、丁寧に仕事を進めてくださった。彼との二人三脚で、なんとかゴールまで辿り着くことができた。長い執筆期間を通して、辛抱しつつ、わたしを支えてくれた家族と研究室メンバー、とりわけ妻の理香と秘書の西尾亜希子さんに、衷心より感謝を表したい。ほかにも感謝を述べなければならない方々が多数いる。出会った一人ひとり、共に対話に挑戦した一人ひとりに感謝している。

わたしは今や父の享年に達し、一人の父親として娘や息子と対面している。「死とともに生きることを学ぶ」という探究の歩みは、どうやらもうすこし続きそうだ。その途上に、どのような出会いと対話が待ち受けているのか、そこでどのような光景を目にすることになるのか、それによって「死すべきものたちの哲学」はどのような変容を遂げるのか。それを楽しみにしながら、また歩き始めることにしたい。

二〇一九年六月　夏至の光に照らし出される早朝に

竹之内 裕文

第2版あとがき

初版が完売したため、本書を再版する運びとなった。修正を要する箇所も散見されるため、若干の手を加えて、第２版として刊行することにした。

早いもので、初版を上梓してから四年が経つ。筆者はこの四年間、本書の終章で展望した通り、死すべきものたちの対話の場づくりとコンパッションによるコミュニティ形成に力を尽くしてきた。これらの活動は今回の修正ポイントにも関係するので、本書に対する反響と併せて、紹介しておくことにしよう。

本書はいくつかの方面で反響を得た。二〇二〇年六月一三日の京都生命倫理研究会では、本書の合評会が企画され、菊地建至さん、沖永隆子さん、土屋貴志さんから書評を賜った。そのうち菊池さんと土屋さんの批評とこれに対する著者の応答は、『豊田工業大学ディスカッションペーパー』第二十二号（浅野幸治編、二〇二一年七月：ISSN 2432-7921）に収録されており、豊田工業大学人文科学研究室ホームページで読むことができる。(1) たもとの会では、二〇年一月から九月まで、本書の読書会が開催された。その様子と主催のますいよしえさんの所感は、NOTE で読むことができる。(2) 二〇年一〇月には、本書を受賞作として、日本医学哲学・倫理学会から学会賞を授与された。本書に関心を寄せてくださった一人ひとりに感謝を表したい。

死すべきものたちの対話の場づくりは、深化と拡大を続けている。来月（二三年四月）には「石田龍之介とともにレーゾンデートルを探求する」と題して、第四十七回死生学カフェが開催される。(3) 一年前に急逝した高校生が書き遺した文章――自らが存在する（生きる）理由・意味を探求する未完の小説『レーゾンデートル』――を読み、この青年の、また参加者各人のレーゾンデートル（存在理由）をめぐって対話的探究を試みる。

二二年三月には、風待ちカフェを創設した。(4) 伊豆まつざき荘のレストランを会場に、風待ち港（松崎港）を望みながら、参加者はそれぞれの「風待ち」を言葉にする。「風待ち」をキーワードに、会話と対話の間《あわい》を楽しむ。

一九年四月に立ち上げた哲学塾（静岡市生涯学習センターとの共催事業）も、着実に成長している。「読まずに死ねるか！ 哲学の古典・名著にチャレンジ」を合言葉に、十九年度と二十年度はプラトン、二十一年度はデカルト、二十二年度はカントの著書の会読に挑戦してきた。

終章の冒頭に記載の通り、筆者は一九年三月、国際共同研究（MITORIプロジェクト）のために渡英した。その足でロンドンの二つのホスピスを訪問し、さらにリースへ足を延ばした。当時、ブラッドフォード大学に在籍していたアラン・ケレハーと会うためだ。互いの近況を確認した後、彼の著書をめぐって対話した。(5) コンパッションを支えに、死と喪失を共に受けとめ助け合うコミュニティを築くというビジョンを日本の読者と共有したいという願いから、筆者は同書の翻訳を引き受けた。

帰国後、堀田聰子さんというパートナーを得て、作業に着手した。こうして監訳書『コンパッション都市　公衆衛生と終末期ケアの融合』（慶応義塾大学出版会、二〇二二年一〇月）が生み出された。

二〇二二年二月からは松崎町のまちづくりアドバイザーに就任し、次期総合計画（二〇二三―三二年）のデザインに携わっている。「ここでは、誇り高く、穏やかに、豊かに生きられる――コンパッションタウン松崎」という将来像を実現するため、二〇二三年度から本格的な実践に着手する。

二〇二二年六月から九月にかけては、訪問教授としてグラスゴー大学に在籍した。九月にはCC-UK(6)のエマ・ホッジスとバーミンガムで面談し、その後ベルギーのブリュージュで、PHPCI(7)――コンパッション都市・コミュニティの世界大会――に参加した。二〇二三年七月に開催されるCC-UKの全国会議に筆者は演者として招待されており、さらなる連携の進展が期待される。

以上の通り、コンパッション都市・コミュニティに対する筆者の理解と関与の度合いは、初版発行の時点から、格段に深まった。「共感」と「コンパッション」の異同も明らかになり、compassionという英語の訳語を見直す必要が生じた(8)。また上掲の監訳書をはじめ、初版発行後の研究業績の一部も紹介しておきたいと考えた。文献リストにも不備が見つかり、ほかにも表現の手直しが必要な箇所が散見されたため、これらをまとめて修正して、第２版として仕上げることにした。

監訳書の刊行後、「コンパッション都市・コミュニティ」が広く注目を集めている。二〇二三年一〇月二八―二九日には、日本ホスピス・在宅ケア研究会の第三十回全国大会が仙台で開催される(9)。

大会テーマは「コンパッションコミュニティ」だ。この大会では、アラン・ケレハーの基調講演とエマ・ホッジスによるワークショップのほか、死生学カフェも予定されている。読者のみなさんと、ぜひ仙台でお会いしたい。

春の花が美しい。齢を重ねるにつれ、いっそう美しく見える。残された生涯で、あと何度桜を目にすることができるだろうか。死すべきものたちの一人として、一日一日を大切に、丁寧に歩んでいきたい。

二〇二三年三月三〇日　花曇りの朝に

竹之内裕文

註

（1）https://www.toyota-ti.ac.jp/Lab/Kyouyou/Humanities/index.html（二〇二三年三月三〇日閲覧）
（2）https://note.com/chuco/（二〇二三年三月三〇日閲覧）
（3）死生学カフェ：https://wwp.shizuoka.ac.jp/shiseigakucafe/（二〇二三年三月三〇日閲覧）
（4）風待ちカフェ：https://kazemachicafe.wixsite.com/kaze（二〇二三年三月三〇日閲覧）

（５）Allan Kellehear, Compassionate Cities, Public health and end-of-life care, Routledge, 2005

（６）Compassionate communities UK: https://compassionate-communitiesuk.co.uk/（二〇二三年二月二〇日閲覧）

（７）Public Health Palliative Care International: https://www.phpci.org/（二〇二三年二月二〇日閲覧）

（８）これについては監訳書の監訳者解説のほか、次の論文を参照されたい。竹之内裕文「死生を支え合うコミュニティの思想的拠り所——手がかりとしての『対話』と『コンパッション』」、『現代宗教2022』（ISSN 2188-4471）、六一—九一頁。https://www.iisr.jp/journal/journal2022/（二〇二三年二月二〇日閲覧）

（９）https://jshh.jimdosite.com/（二〇二三年二月二〇日閲覧）

World Health Organization, 2002, *WHO Definition of Palliative Care.* http://www.who.int/cancer/palliative/definition/en/（2019 年 5 月 8 日閲覧）

ギアス」加来彰俊訳、『プラトン全集 9』岩波書店、1974）
Platon, 1907, *Platonis Opera, Tomus V*, Oxford University Press.（「書簡集」長坂公一訳、『プラトン全集 14』岩波書店、1975）
Saint-Exupéry, Antoine de, 1939, *Terre de hommes*, Galimard.（『人間の土地』堀口大學訳、新潮文庫、1955）
Saunders, Cecily, 2005, *Watch with Me, Inspiration for a life in hospice care*, Observatory Publications.（『ナースのためのシシリー・ソンダース　ターミナルケア　死にゆく人に寄り添うということ』小森康永訳、北大路書房、2017、114-127 頁）
Saunders, Cecily 2006, *Cicely Saunders, Selected Writings 1958-2004*, Oxford University Press.（『シシリー・ソンダース初期論文集 1958-1966　トータルペイン　緩和ケアの源流をもとめて』小森康永訳、北大路書房、2017）
Saunders, Cecily, Summers, Dorothy H., and Teller, Neville, 1981, *Hospice: the living idea*, Edward Arnold (Publisher) Limited.（『ホスピス　その理念と運動』岡村昭彦訳、雲母書房、2006）
Saute, Marc, 1995, *Un café pour Socrate*, Robert Laffont.（『ソクラテスのカフェ』堀内ゆかり訳、紀伊国屋書店、1996）
Socialdepartementet, 2001, Socialtjänstlag (2001:453), Sveriges Riksdag. http://www.riksdagen.se/sv/Dokument-Lagar/Lagar/Svenskforfattningssamling/Socialtjanstlag-2001453_sfs-2001-453/#K1（2019 年 5 月 8 日閲覧）
Statens offentliga utredningar (SOU) 1946:24, Kommittens för partiellt arbetsföra betänkande I. http://www.ep.liu.se/databases/sou/default.aspx（2019 年 5 月 8 日閲覧）
Üxküll, Jakob von /Krisat, Georg1934, *Streifzüge durch die Umwelten von Tieren und Menschen, Ein Bilderbuch unsichtbarer Welten, Bedeutungslehre*, mit einem Vorwort vvon Adolf Portman, Rowohlt Hamburg.（『生物から見た世界』日高敏隆・羽田節子訳、岩波文庫、2005）
Weil, Simone 1966, *Attente de Dieu*, Éditions Fayard, Paris.（シモーヌ・ヴェイユ『神を待ちのぞむ』田辺保・杉山毅訳、勁草書房、1987）
World Economic Forum2017, *The Global Gender Gap Report*. https://www.weforum.org/reports/the-global-gender-gap-report-2017（2019 年 5 月 8 日閲覧）
World Health Organization, 1997, *WHOQOL, Measuring Quality of Life*, pp.1-13. https://www.who.int/mental_health/media/68.pdf（2019 年 5 月 8 日閲覧）

みすず書房、1978）

Kant, Immanuel, 1974, *Kritik der reinen Vernunft, Werkausgabe Band IV*, herausgegeben von Wilhelm Weischedel, Surkamp.（『純粋理性批判』有福孝岳訳、『カント全集 6』所収、岩波書店、2006）

Kass, R. Leon, 1999, *The Hungry Soul, Eating and the Perfecting of Our Nature*, The University of Chicago Press.（『飢えたる魂　食の哲学』工藤政司・小澤喬訳、法政大学出版局、2002）

Kellehear, Allan,2005, Compassionate Cities, Public health and end-of-life care, Routledge.（竹之内裕文・堀田聰子監訳『コンパッション都市　公衆衛生と終末期ケアの融合』慶応義塾大学出版会、2022）

Mayeroff, Milton, 1971, *On Caring*, Harper Perennial .（『ケアの本質　生きることの意味』田村真・向野宣之訳、ゆみる出版、2007）

McPhee, John, 1977, *Coming into the Country*, Farrar, Straus and Giroux, New York.（『アラスカ原野行』越智道雄訳、平河出版社、1988）

Nelson, Richard, 1991, *The Island Within*, Vintage, Reprint.（『内なる島　ワタリガラスの贈りもの』星川淳訳、めるくまーる、1999）

Nirje, Bengt, 1969, The Normalization Principle and its Human Management Implications, in *Changing Patterns in Residential Services for the Mentally Retarded*, edited by R B Kugel & W Wolfensberger, Washington DC: President's Committee on Mental Retardation, pp. 179-195 .（「ノーマライゼーションの原理とその人間的処遇とのかかわり合い」、『ノーマライゼーションの原理――普遍化と社会変革を求めて〔新訂版〕』河東田博他訳編、現代書館、2004、22-32 頁）

Noddings, Nel, 2002, *Starting at Home, Caring and Social Policy*, University of California Press.

OECD2011, *How's life?: Measuring well-being*, OECD Publishing.（『OECD 幸福度白書　より良い暮らし指標：生活向上と社会進歩の国際比較』徳永優子他訳、明石書店、2012）

Ortega y Gasset, José, 2007, *Meditations on Hunting*, Wilderness Adventures Press, Inc.（『狩猟の哲学』西澤龍生訳、吉夏社、2001）

Pascal, Blaise, 1972, *Pensées, Préface et introduction de Léon Brunschvicg*, Librairie Générale Française.（『パンセ』前田陽一・由木康訳、中公文庫プレミアム、2018）

Platon, 1900, *Platonis Opera, Tomus I*, Oxford University Press.（「ソクラテスの弁明」「クリトン」田中美知太郎訳、「パイドン」松永雄二訳、『プラトン全集 1』岩波書店、1975）

Platon, 1903, *Platonis Opera, Tomus III*, Oxford University Press.（「ゴル

Spiritual Sourcebook for Care at the End of Life, edited by Lazenby, Mark, McCorkle, Ruth, and Sulmasy, Daniel P, pp.36-47.

Clark, David and Takenouchi, Hirobumi, The Mitori project: End of life care in the United Kingdom and Japan – intersections in culture, practice and policy, *Progress in Palliative Care, Science and the Art of Caring*, Volume 28, 2020 – issue 3, pp. 189-191.

Cohen, J. et al, 2008, Population-based study of dying in hospital in six European countries, *Palliative Medicine22.2*, pp. 702-710.

du Boulay, Shirly, 2007, Updated, with additional chapters by Rankin, Marianne, *Cicely Saunders, The Founder of the Modern Hospice Movement*, Society for Promoting Christian Knowledge.（『シシリー・ソンダース　近代ホスピス運動の創始者』若林一美監訳、日本看護協会、2016）

Epicurus, 1989, *The Extant Remains, With Short Critical Apparatus, Translation and Notes by Cyril Bailey*, Georg Olms Verlag.（『エピクロス　教説と手紙』出隆・岩崎允胤訳、岩波文庫、1959）

Gibran, Kahlil, 2015, *The Prophet*, Wisehouse Publishing, Sweden .（『預言者』佐久間彪訳、至高社、1990）

Giddens, Anthony, 1998, *The Third Way, The Renewal of Social Democracy*, Polity Press.（『第三の道――効率と公正の新たな同盟』佐和隆光訳、日本経済新聞社、1999）

Heidegger, Martin, 1953, *Einführung in die Metaphysik*, Max Niemeyer Verlag.（『形而上学入門』川原栄峰訳、平凡社ライブラリー、1994）

Heidegger, Martin, 1979, *Sein und Zeit*, 15. Auflage, Max Niemeyer Verlag.（『存在と時間』（一）（二）（三）（四）熊野純彦訳、岩波文庫、2013）

Heidegger, Martin, 1984, *Gesamtausgabe, Band41 Die Frage nach dem Ding, Zu Kants Lehre von den transzendentalen Grundsätzen*, Vittorio Klostermann.（『ハイデッガー全集　第41巻　物への問い　カントの超越論的原則論に向けて』高山守 / クラウス・オピリーク訳、創文社、1989）

Heidegger, Martin, 1994, *Gesamtausgabe, Band79 Bremer und Freiburger Vortäge*, Vittorio Klostermann.（『ハイデッガー全集　第79巻　ブレーメン講演とフライブルク講演』森一郎 / ハルトムート・ブフナー訳、創文社、2003）

Ignatieff, Michael, 1984, *The Needs of Strangers*, Picador.（『ニーズ・オブ・ストレンジャーズ』添谷育志・金田耕一訳、1999）

Jankélèvitch, Vladmir, 1977, *La mort*, Flammarion.（『死』仲沢紀雄訳、

ハンソン友子訳、北欧福祉研究協会、20-24 頁。

ラーション、ヤンネ／アンデシュ・ベリストローム／アン・マリー・ステンハンマン、2000、『スウェーデンにおける施設解体　地域で自分らしく生きる』河東田博・ハンソン友子・杉田穏子訳、現代書館。

ラツカ、アドルフ・D、1997、『スウェーデンにおける自立生活とパーソナル・アシスタンス　当事者管理の論理』河東田博・古関ダール瑞穂訳、現代書館。

和辻哲郎、2007a、『倫理学（一）』岩波文庫。

和辻哲郎、2007b、『倫理学（二）』岩波文庫。

【洋書】（読者の便宜を図り、既刊の訳書を併記しておく）

Arendt, Hannah, 1978, *The Life of Mind*, one-volume ed., Harcourt Brace & Company.（『精神の生活』（上）（下）、佐藤和夫訳、1994 年、岩波書店）
Arendt, Hannah, 1983, *Men in the Dark Times*, Harcourt Brace Jovanovich, Publishers.（『暗い時代の人々』阿部斉訳、ちくま学芸文庫、2005）
Arendt, Hannah, 1998, *The Human Condition*, second edition, The University of Chicago Press.（『人間の条件』志水速雄訳、ちくま学芸文庫、1994）
Aristoteles, 1894, *Aristotelis Ethica Nicomachea*, Oxford University Press.（『アリストテレス全集 13』加藤信朗訳、岩波書店、1973）
Aristoteles, 1957, *Aristotelis Metaphysica*, Oxford University Press.（『アリストテレス全集 12』出隆訳、岩波書店、1968）
Aristoteles, 1963, *Aristotelis Politica*, Oxford University Press.（『アリストテレス全集 12』山本光雄訳、岩波書店、1969）
Atkinson, Sarah, 1880, Hospice for the Dying, *The Irish Monthly*, Vol. 8, No. 82, pp. 200-205.
Bacon, Francis,1858, *Novum Organum, Aphorismi de Interpretatione Naturae et Regno Hominis*, in The Works of Francis Bacon, Vol. 1, Friedrich Fromann Verlag Günter Holzboog.（「ノヴム・オルガヌム」、『ベーコン世界の大思想 6』服部英次郎訳、河出書房、1966）
Blake, Donal S, 2001, *Mary Aikenhead, Servant of the Poor*, Caritas, Dublin.
Clark, David and Centeno, Carlos, 2014, Historical Perspectives on End-of-life Care in Global Context: Europe, *Safe Passage, A Global*

文 献

パステルナーク、ボリース、2004、『晴れよう時　1956-1959』工藤正廣訳、未知谷。

バンク-ミケルセン、ニルス・エリク、1979、「精神遅滞者のための居住施設サービスの形態の変化」『四国学院大学論集』第42号、中園康夫訳、四国学院文化学会、166-189頁。

ハンソン友子、2008、「職員教育と知的障がい者への性の支援」『北欧の社会福祉』No.13、北欧福祉研究協会、19-35頁。

日高敏隆、2006、『人間はどこまで動物か』新潮文庫。

ピヒト、ゲオルク、2003,『ヒューマン・エコロジーは可能か――人間環境論の哲学的基礎づけ』河井徳治訳、晃洋書房
福澤諭吉、1995、『文明論之概略』岩波文庫。

藤田菜々子、2010、『ミュルダールの経済学――福祉国家から福祉世界へ』NTT出版。

星川淳、1999、「訳者あとがき」『内なる島　ワタリガラスの贈りもの』めるくまーる、403-416頁。

星野道夫、1999、『旅をする木』文春文庫。

松井健、1998、「マイナー・サブシステンスの世界――民俗世界における労働・自然・身体」篠原徹編『民俗の技術』朝倉書店、247-271頁。

三木清、1940、『哲学入門』岩波新書。

村瀬孝生、2011、『看取りケアの作法』雲母書房。

森有正、1970、『生きることと考えること』講談社現代新書。

森有正、1976、『いかに生きるか』講談社現代新書。

モンク、アブラハム / コックス、キャロル、1992、『在宅ケアの国際比較――欧米7カ国にみる高齢者保健福祉の新機軸』村川浩一他訳、中央法規出版（Abraham Monk and Carole Cox, Home Care for the elderly, An International Perspective, Praeger Pub Text, 1991）

山下祐介編、2011、『白神学　第1巻　新砂子瀬物語　山村に生きる』ブナの里白神公社。

山下祐介・市村高志・佐藤彰彦、2013、『人間なき復興――原発避難と国民の「不理解」をめぐって』明石書店。

山之内靖、2015、『総力戦体制』伊豫谷登士翁・岩崎稔・成田龍一編、ちくま学芸文庫。

山本義隆、2015、『私の1960年代』金曜日。

ヨハニソン、ブリッタ、2010『いろいろありました――人生の質とは　パーソナル・アシスタントと共に生きる人生』、友子・ハンソン訳、北欧社会研究協会。

ヨハンソン、エライン、2007、「障害の重い人たちの地域生活について――スウェーデンのノーマライゼーションの到達点」『北欧の社会福祉』No.12、

竹之内裕文、2013b、「北欧ケアの社会的基盤と思想的拠り所——日本社会におけるケアの再構築のために」『文化と哲学』第30巻、静岡大学哲学会、1-38頁。

竹之内裕文、2015、「カフェで市民とともに哲学する——哲学カフェ@しぞ～かの歩みをふり返って」『静岡大学　生涯学習教育研究』第17号、静岡大学イノベーション社会連携推進機構地域連携生涯学習部門、41-58頁。

竹之内裕文、2018、「農と食を結びなおす——産業社会における農と食の倫理」、秋津元輝・佐藤洋一郎・竹之内裕文編著『農と食の新しい倫理』昭和堂、251-283頁。

竹之内裕文、2020、「対話を通して生と死を探究する——死生学カフェの挑戦」、『文化と哲学』第37巻、静岡大学哲学会、31-69頁。

竹之内裕文、2020、「死生を支え合うコミュニティの思想的拠り所——手がかりとしての『対話』と『コンパッション』」、『現代宗教2022』国際宗教研究所、61-91頁：https://www.iisr.jp/journal/journal2022/（2023年3月30日閲覧）。

竹之内裕文・森田達也、2014、「死と正面からむきあう——その意義と歴史的背景」『緩和ケア』Volume24, Number 2, 85-92頁。

立川昭二、2000、『いのちの文化史』新潮社。

立岩真也、2000、『弱くある自由へ——自己決定・介護・生死の技術』青土社。

田中美知太郎、1977、『哲学初歩』岩波書店。

暉峻 淑子、2017、『対話する社会へ』岩波新書。

内閣府、2013、「高齢者の健康に関する意識調査結果」内閣府政策統括官（共生社会政策担当）：https://www8.cao.go.jp/kourei/ishiki/h24/sougou/zentai/index.html（2019年5月8日閲覧）。

内閣府、2018、「平成30年版高齢社会白書」：https://www8.cao.go.jp/kourei/whitepaper/w-2018/html/gaiyou/index.html（2019年5月8日閲覧）。

中里巧、1999、『福祉人間学序説』未知谷。

中村元、2005、『〈生命〉の倫理』春秋社。

ニィリエ、ベンクト、1998、『ノーマライゼーションの原理』河東田博・杉田穏子訳、現代書館。

ニィリエ、ベンクト、2004、『ノーマライゼーションの原理——普遍化と社会変革を求めて』新訂版、河東田博他訳、現代書館。

西田幾多郎、1951、『西田幾多郎全集　第14巻』岩波書店。

日本大辞典刊行会、1974、『日本国語大辞典　第二巻』小学館。

納富信留、2012、「『ソクラテスの弁明』解説」『ソクラテスの弁明』光文社古典新訳文庫、107-170頁。

納富信留、2015、『プラトンとの哲学　対話篇を読む』岩波新書。

ソンダース初期論文集 1958-1966　トータルペイン　緩和ケアの源流をもとめて』北大路書房、173-207 頁。

是永かな子、2009、「スウェーデンの教育の特徴『すべての者の学校』をめざして」村井誠人編『スウェーデンを知るための 60 章』明石書店、256-261 頁。

斉藤弥生、2006、「高齢者の生活を支える 『脱家族化』と『コミューン主義』からみた自律社会」岡沢憲芙・中間真一編『スウェーデン――自律社会を生きる人びと』早稲田大学出版会、141-170 頁。

斉藤弥生、2009、「スウェーデン型福祉社会　すべての市民を対象とする『包括的福祉』」村井誠人編『スウェーデンを知るための 60 章』明石書店、250-255 頁。

斉藤弥生、2014、『スウェーデンにみる高齢者介護の供給と編成』大阪大学出版会。

佐藤昌明、2006、『新・白神山地――森は蘇るか』緑風出版。

シェイクスピア、ウィリアム、1983、『リア王』小田島雄志訳、白水社。

静岡県立静岡高等学校郷土研究部、1980、『安倍川流域の民俗』田中屋印刷所。

終末期医療に関する意識調査等検討会、2014、「人生の最終段階における医療に関する意識調査報告書」：https://www.mhlw.go.jp/stf/shingi/0000042968.html（2019 年 5 月 8 日閲覧）。

白川静、2007、『新訂　字統〔普及版〕』平凡社。

鈴木壮一、2011、『ひとはなぜ、人の死を看取るのか』人間と歴史社。

志村孝一、1982、『史話と伝説　梅ヶ島物語り』長田文化堂。

新谷尚紀、2000、「現代社会と死の問題」、宮田登・新谷尚紀編『往生考――日本人の生・老・死』小学館、140-144 頁。

菅江真澄、1972、『菅江真澄全集　第 3 巻』内田武志・宮本常一編、未来社。

高橋美恵子、2009、「スウェーデン社会における男女の協同性　子どもの権利の視点からみた親のあり方」村井誠人編『スウェーデンを知るための 60 章』明石書店、273-277 頁。

田口洋美、1994、『マタギ――森と狩人の記録』慶友社。

田口洋美、2000、「マタギ」、福田アジオ他編『日本民俗大辞典・下』吉川弘文館、570-1 頁。

竹内敏晴、2013、『セレクション・竹内敏晴の「からだと思想」2「したくない」という自由』藤原書店。

竹之内裕文、2010、「限界づけられた生の希望――阿部恭嗣という生き方」、竹之内裕文編『七転び八起き寝たきりいのちの証し　クチマウスで綴る筋ジス・自立生活 20 年』新教出版社、16-35 頁。

竹之内裕文、2013a、「死すべきものとして共に世界に住まう――復興の基本理念によせて」『東北哲学会年報』第 29 号、東北哲学会、111-139 頁。

岡部翠、2007、『幼児のための環境教育　スウェーデンからの贈りもの「森のムッレ教室」』新評論社。

岡村昭彦、1999、『定本　ホスピスへの遠い道　現代ホスピスのバックグラウンドを知るために』春秋社。

奥野修司、2013、『看取り先生の遺言　がんで安らかな最期を迎えるために』文藝春秋。

奥村芳孝、2008、『スウェーデンの高齢者ケア戦略』筒井書房。

長田弘、2003、『死者の贈り物』みすず書房。

長田弘、2006、『人はかつて樹だった』みすず書房。

小澤徳太郎、2006、『スウェーデンに学ぶ「持続可能な社会」』朝日新聞出版。

カーソン、レイチェル、1996、『センス・オブ・ワンダー』上遠恵子訳、新潮社。

河東田博、1997a、「訳者あとがき」『スウェーデンにおける自立生活とパーソナル・アシスタンス　当事者管理の論理［改訂版］』、現代書館。

河東田博、1997b、「改訂版への訳者補注　続・自立生活と当事者管理」『スウェーデンにおける自立生活とパーソナル・アシスタンス　当事者管理の論理［改訂版］』現代書館。

河東田博、2000、「スウェーデンにおける入所施設解体と地域生活」『スウェーデンにおける施設解体　地域で自分らしく生きる』現代書館。

神谷美恵子、2004a、『神谷美恵子コレクション　生きがいについて』みすず書房。

神谷美恵子、2004b、『神谷美恵子コレクション　人間をみつめて』みすず書房。

木下淑恵、2016、「スウェーデンの女性環境」岡澤憲芙・斉藤弥生編『スウェーデン・モデル　グローバリゼーション・揺らぎ・挑戦』彩流社、53-74 頁。

キェルケゴール、ゼーレン、1988、「我が著作家＝活動に対する視点」『原典訳記念版　キェルケゴール著作集』第 14 巻、創言社、327-510 頁。

桑子敏雄、1999、『環境の哲学　日本の思想を現代に活かす』講談社学術文庫。

厚生労働省医政局指導課在宅医療推進室、2012、「在宅医療・介護あんしん 2012」：https://www.kantei.go.jp/jp/joho/large1/medium5/small1_7/small2_5/small3_3.html（2019 年 5 月 8 日閲覧）。

厚生労働省医政局、2018、「平成 30 年度版死亡診断書（死体検案書）記入マニュアル」：http://www.mhlw.go.jp/toukei/manual/（2019 年 5 月 8 日閲覧）。

厚生労働省人口動態・保健社会統計室 2017：https://www.e-stat.go.jp/（2019 年 5 月 8 日閲覧）。

小林秀雄、2017、『学生との対話』国民文化研究会・新潮社。

小林仁、2006、「医療制度改革における平均在院日数とは何か――新たな政策目標の意義と問題点」『立法と調査』257、84-98 頁。

小森康永、2017、「解説②　トータルペイン再訪」、小森康永編訳『シシリー・

◎文　献

【和書】

赤坂憲雄、2000、「狩りをする人々（上）」東北芸術工科大学東北文化研究センター、『東北学』Vol.3、作品社、208-220 頁

秋朝礼恵、2016、「スウェーデン・モデル――グローバリゼーションのなかの揺らぎと挑戦」岡澤憲芙・斉藤弥生編著『スウェーデン・モデル　グローバリゼーション・揺らぎ・挑戦』彩流社、269-291 頁。

阿部恭嗣、1992、「いのちのせとぎわにて」いのちを考えるチャリティフォーラム「いのちをともに」兵庫骨髄バンクボランティアセンター主催、兵庫県民会館、1992 年 11 月 24 日（未公刊）。

阿部恭嗣、1995、「自立への挑戦――『ありのまま舎』20 年」第 6 回、11 月 25 日付朝刊、朝日新聞。

阿部恭嗣、2010、『七転び八起き寝たきりいのちの証し　クチマウスで綴る筋ジス・自立生活 20 年』竹之内裕文編、新教出版社。

茨木のり子、2001、『見えない配達夫』童話屋。

岩田靖夫、2005、『よく生きる』ちくま新書。

ヴァイツゼッカー・ヴィクトール・フォン、1995、『ゲシュタルトクライシス　知覚と運動の人間学』木村敏・濱中淑彦訳（新装版）、みすず書房。

上田閑照、1991、『生きるということ――経験と自覚』人文書院。

内山節、2005、『「里」という思想』新潮社。

梅森直之、2007、『ベネディクト・アンダーソン　グローバリゼーションを語る』光文社。

エスピン-アンデルセン、イエスタ、2008、『アンデルセン、福祉を語る　女性、子ども、高齢者』林昌宏訳、NTT 出版（Trois leçons sur l'Etat-providence, editions du Seuil et la République des Idées, 2008）。

大江健三郎、2005、『「自分の木」の下で』朝日文庫。

大川正彦、1999、『思考のフロンティア　正義』岩波書店。

岡澤憲芙、2016、「はじめに　プラグマティックな実験国家・さりげなく・したたかに」、岡澤憲芙・斉藤弥生編『スウェーデン・モデル　グローバリゼーション・揺らぎ・挑戦』、彩流社、5-13 頁。

岡原正幸、1995、「コンフリクトへの自由――介助関係の模索」安積純子・岡原正幸・尾中文哉・立岩真也『生の技法――家と施設を出て暮らす障害者の社会学』〈増補改訂版〉藤原書店、121-164 頁。

岡部健・竹之内裕文編、2009、『どう生き、どう死ぬか　現場から考える死生学』弓箭書院。

❍著者
竹之内 裕文 *Takenouchi Hirobumi*
1967年生まれ。静岡大学未来社会デザイン機構副機構長、農学部・創造科学技術大学院教授。東北大学大学院文学研究科博士課程修了、博士（文学）。専門は哲学、倫理学、死生学。死生学カフェ、哲学対話塾、風待ちカフェを主宰する。松崎町まちづくりアドバイザー、2030松崎プロジェクト代表。主な著書は『どう生きどう死ぬか　現場から考える死生学』（共編者、弓箭書院、2009）、『喪失とともに生きる　対話する死生学』（共編者、ポラーノ出版、2016）、『農と食の新しい倫理』（共編者、昭和堂、2018）、*Routledge International Handbook of Wellbeing* (edited by Kathleen Galvin, Routledge, 2018)。

死とともに生きることを学ぶ
――死すべきものたちの哲学

2019年7月16日　初版第1刷発行
2023年5月27日　第2版第1刷発行
著　者　竹之内 裕文
発行者　鋤柄 禎
発行所　ポラーノ出版
〒195-0061
東京都町田市鶴川2-11-4-301
mail@polanopublishing.com
Tel 042-860-2075　Fax 042-860-2029
印　刷　モリモト印刷

落丁本、乱丁本は小社までお送りください。送料小社負担にてお取り替えいたします／定価はカバーに記載されています。

Printed in Japan ISBN978-4-908765-22-3 C0036